心病论

袁晖戍　主　编

黑龙江科学技术出版社

图书在版编目（ＣＩＰ）数据

心病论 / 袁晖戍主编. -- 哈尔滨 ： 黑龙江科学技术出版社，2024. 8. -- ISBN 978-7-5719-2453-9

Ⅰ. R256.2

中国国家版本馆 CIP 数据核字第 2024EE8472 号

心病论

XINBING LUN

袁晖戍　主编

责任编辑　孔　璐

封面设计　单　迪

出　　版　黑龙江科学技术出版社
地址：哈尔滨市南岗区公安街 70-2 号　邮编：150007
电话：（0451）53642106　传真：（0451）53642143
网址：www.lkcbs.cn

发　　行　全国新华书店
印　　刷　三河市金兆印刷装订有限公司
开　　本　710 mm × 1000 mm　1/16
印　　张　9.25
字　　数　150 千字
版　　次　2024 年 8 月第 1 版
印　　次　2024 年 8 月第 1 次印刷
书　　号　ISBN 978-7-5719-2453-9
定　　价　68.00 元

《心病论》编委会

主　编：袁晖戍

副主编：清洁亮

编　委：赵文霞　杨明月　宋　今

　　　　刘昱含　王　雪　王东升

作者简介

袁晖戍，黑龙江省名老中医，全国优秀中医人才，从事心血管病的中西医结合治疗工作近四十年。他以中医理论为基础，运用望、闻、问、切四诊合参，以八纲辨证、脏腑辨证、六经辨证等方法，综合进行病情分析，为广大患者带来福音。名中医工作室成员包括：赵文霞、杨明月、宋今、清洁亮、刘昱晗、王雪、王东升，旨在总结名中医临床经验及经典医案，提炼名中医独到临床思维和辩证组方理念，在继承的基础上发扬中医创新精神，为中医学的发展进步添砖加瓦。

黑龙江省中医药大学附属二院哈南分院心病科，为广大心血管病患者提供优质的健康服务。本科室专注于中西医结合治疗冠心病、高血压、心律失常、心力衰竭、心肌炎等心血管疾病，以及糖尿病、甲状腺疾病、肺结节、抑郁焦虑症、失眠、颈心综合征、胆心综合征、胃心综合征等内科杂病。通过运用中药、针灸、推拿、拔罐刮痧等中医特色治疗方法，帮助患者解除病痛。

本科室成员有着丰富的临床经验和专业的医疗技能，秉承中西医结合的理念，注重以人为本，以患者为中心，为患者提供专业与优质的医疗服务。我们愿将从事中医多年经验总结分享，也期待与诸位同道医家互相交流，共同推动中医药事业再创辉煌。

前　言

本书以"理、法、方、药"为结构，结合作者平生所学所见而编著，后期参考古今其他医家著作，以"编书之诚"为宗旨，总结心内科常见疾病及他病与心的治疗经验。

本书由我的工作室整理修订，工作室成员均有扎实的中医理论基础与丰富的临床实践经验。这本书中，除了关于我的一些临床经验、学术领悟外，还涵盖了心内常见疾病的西医诊断思路与治疗方法。

中医之"理"为脏腑阴阳五行，《内经》《难经》《伤寒》《温病》等经典已囊括所有医理，今人在此基础上，旁发新枝，但万变不离其宗。吾设"理之卷"，以心脏解剖结构及心功能为核心，以"心主血""心藏神""心神一体"为中医理论观，阐述"心"与"神"的双心理论，并贯穿整个中医治疗思路。中医之"法"，贵在临床中实践的中医辨证，由证才能及法，由法才能选方拿药。吾从医近四十年，对于"中医之难在乎辨证"一言体会颇深，临床中经常能遇到虚实夹杂、寒热错杂、证型与舌脉不符的病患，往往就诊数医，服药良久而不见效用，观诸医辨证方药，可谓五花八门，深感中医辨证的重要性。遥想吾当学生之时，先生曾说"中医靠悟"，当时不以为意，现今方有所体会，学中医之艰难，便在辨证难。吾将所见之心病辨证概括为10点，由证提炼出核心治法合为"法之卷"，至于方药，吾以为《医学金鉴》《太平方》等方书已包揽海宇，所记载俱是古往今来无数医家心血，吾所用方，亦当在其中。故不单独成卷，只选取最有代表性的一二首方，取其精华物尽其用。启发思路"论之卷"为吾科数年来诊治之病历，病史、证型、方药俱全，辨证分析，辨证依据皆有论述，谨传诸位同道参考。

计划之初，有设想"问之一卷"，此设想为学生提出，欲效仿《内经》之歧伯黄帝对话的形式，将学生跟诊过程中所思所问以及吾答疑的内容以对话形式写出。因学生临床经验欠缺，对一些少见证型、罕见病种了解有限，跟诊中往往能遇到一些课本中涉及较少的知识点，对于新生代医生的知识提升与经验储备有积极意义。但之后整理资料中发现此类问题极多。稍加整理便有三四十篇，故想单独以此出书，此书不再重复。

目　录

理之卷

第一章　中医心文化

第一节　古人如何谈心

藏象是中医理论的核心，是中医对人体生命功能和形态结构的根本认识。心在脏腑中被喻为"君主之官"，其作为"五脏六腑之大主"，具有举足轻重的地位。心藏象理论是构成中医藏象理论的重要内容之一。因此，心藏象理论在研究人的生理病理、治病预防方面有着重要的指导作用。

一、解剖形态学

（一）从心的位置和形态来看

中医学已认识到心形如莲蕊，其上有孔，位于膈上等。

从《灵枢·本脏》有关"心大""心小""心高""心下""心坚""心脆""心端正""心偏倾"等的描述中，可以看出《内经》已对"心"的位置、形态以及质地有了较为直观的认识。

（二）关于心的重量

《难经·四十二难》记载"心重十二两，中有七孔三毛，盛精汁三合，主藏神。"可以看出《难经》对心脏，也有局部解剖的认识，补充心脏有多孔多腔的解剖特征。

（三）关于心与肺、心包络之间的位置关系

明代医家赵献可在《医贯·内经十二官论》中写道："肺之下为心。心有系络上系于肺。肺受清气，下乃灌注。其象尖长而圆，其色赤。其中窍数多寡各异，迥不相同。上通于舌，下无透窍。心之下有心包络，即膻中也，象如仰盂。心即

2

居于其中，九重端拱，寂然不动。"相比前人的学说，他的论述使得人们对心在人体内位置的认知更加立体化、形象化。

二、心的系统联系、生理特性与功能

（一）心的阴阳属性、心的系统联系

1.关于心的阴阳属性

《素问·金匮真言论》中载："阳中之阳，心也。"《素问·阴阳应象大论》："南方生热，热生火，火生苦，苦生心，心生血，血生脾，心主舌。"由此可见，心在五行中属火，为阳中之阳。

2.心的系统联系

《素问·宣明五气》载："五脏所藏：心藏神。"又有《素问·六节藏象论》："心者，生之本，神之变也，其华在面，其充在血脉，为阳中之太阳，通于夏气。"《素问·阴阳应象大论》："其在天为热，在地为火，在体为脉，在脏为心，在色为赤，在音为徵[zhǐ]，在声为笑，在变动为忧，在窍为舌，在味为苦，在志为喜。"《素问·宣明五气》有"五脏化液：心为汗"的说法。由上可知，古人认为：心藏神，心在志为喜，在体合脉，其华在面，在窍为舌，在液为汗，与夏气相通应。此外，"五脏五味补泻"理论最早源于《内经》，金代医家张元素在此理论的指导下，结合临床实践，在其著作《医学启源》中为此理论中的欲、补、泻一一补充了药物，之后又被李时珍收入《本草纲目》的《序例》中，并命之为"五脏五味补泻"。"五脏五味补泻"和《洁古珍珠囊》所载的"引经报使"，对于心藏象的辨证论治具有重要的意义。此外，张元素还在其书《脏腑虚实标本用药式》中指出了心病证虚实标本的用药方法。从《灵枢·本输》"心合小肠，小肠者，受盛之腑"可以看出，心与小肠之间构成表里关系。

（二）心的生理特性

1.心主通明

心主通明是指心脉以通畅为本，心神以清明为要。因心位于胸中，在五行属

火，为阳中之太阳，故又称为"阳脏"或"火脏"。

生理情况下，如《血证论·脏腑病机论》中所说："盖心为火脏，烛照事物，故司神明。"即心以阳气为用，心阳有推动心脏搏动，温通全身血脉，兴奋精神，以使生机不息的作用。心阳必须与心阴相协调，维持心主血脉与藏神的正常功能，才能使心脉畅通，心神清明。

病理情况下：

（1）心阳不足，失于温煦、鼓动，既可导致血液运行迟缓，瘀滞不畅，也可引起精神委顿，神志恍惚。

（2）心阴不足，失于凉润、宁静，则可导致血行加速与心神不宁，出现心悸、心烦、失眠等症。

2.心火宜降

人身之火，又称"少火"，即生理之火，是具有温煦脏腑、养神柔筋作用的阳气。心为君主之官，故称"君火"。因心位于人体上部，其气升已而降。正如《素问·本病论》中所载："君火欲降，水运承之。"生理情况下，君火暖炽，下行以温肾阳，使人体上部不热，下部不寒，维持心肾两脏的水火阴阳平衡协调。若心阳不能下行资助肾阳，可出现上热下寒、阴阳失调的病证。唐代医家王焘在其著作《外台秘要》中曾有黄连治疗卒热心痛的记载。秦汉晋唐时期诸医家所谈心火大多为心的代称。从五行来分，心属火，故称"心火"。宋金元刘完素、杨士瀛、朱丹溪诸医家所论除继承前人之说外，多指心阳偏亢的表现。刘完素曰："喜为心火之志也。"这里的"心火"是心的代称。刘完素、张元素均认为"诸痛痒疮皆属心火"，此论点与《内经》"诸痛疡疮皆属于心"只有一字之差，却道出了疮疡的病位、病性及病机。刘完素还从情志角度来探讨内伤火热病证，认为"五志过极皆为热甚"。他在《素问玄机原病式》中将惊、狂、谵、妄等均列为火热病变。狂越是由于"心火旺则肾水衰"，谵语是因为"心火热则多言"等，在治疗上重视降心火，益肾水，以养阴退阳。金代医家张从正在《儒门事亲》中写道："《内经》曰：'神有余者笑不休。此所谓神者，心火是也。'"这个时期对心火的论述，为现在心火理论的研究奠定了基础。

元代医家朱丹溪在研习《素问》《难经》等经典著作的基础上，结合前人经验，创造性地提出了心肾关系为坎离既济，心肾关系在心与他脏关系中居重要地位。朱丹溪曰："人之有生，心为火居上，肾为水居下，水能升而火能降，一升一降，无有穷已，故生意存焉。"朱氏进一步提出了"坎离既济"说。他指出："凡肾水欲生而沃心，心火欲降而滋肾，则坎离既济，阴阳谐和，火不炎上则神自清，水不渗下则精自固。"杨士瀛、朱丹溪还阐明"君火者，心火也，可以湿伏，可以水灭，可以直折，惟黄连之属可以制之"，进一步说明心火病理表现，需用黄连之类的药物清心泻火。

（三）心的生理功能

1.心主血脉

心主血脉是指心气推动血液运行于脉中，流注全身，循环不休，发挥营养和濡润的作用。它包括主血和主脉两个方面。心主血又包括心主生血和行血。

（1）心主血：①心主生血：即所谓"奉心化赤"，指饮食水谷经脾胃运化而生成的水谷精微，其化为血液，须经心火（即心阳）的"化赤"作用。正如《灵枢·痈疽》中所说："中焦出气如露，上注溪谷，而渗孙脉，津液和调，变化而赤为血。"由此可见，心有参与血液生成的功能。②心主行血：指心气推动和调控血液运行，输送营养物质于全身各脏腑形体官窍的作用。

生理情况下，心脏的搏动，主要依赖心气的推动和调控，心阳激发心的搏动，心阴抑制心的搏动。心气充沛，心阴与心阳协调，心脏搏动有力，频率适中，节律均匀，血液正常输布全身，发挥其濡养作用。

病理情况下，若心气不足，心脏搏动无力，或心阴不足，或心阳不足，均可导致血液运行失常。如《素问·五脏生成》所说："诸血者，皆属于心。"《素问·方盛衰论》中又有"心气虚，则梦救火阳物，得其时则梦燔灼"的说法。金代医家李杲认为："心气不足可导致其火大炽。""心火亢盛……营血大亏……是血中伏火日渐煎熬，血气日减。"

（2）心主脉：心主脉是指心气推动和调控心脏的搏动，维持脉道通利的作用。《素问·脉要精微论》中载："夫脉者，血之府。"可见脉道是容纳和运输血液的通道。

《灵枢·决气》中说："壅遏营气，令无所避，是谓脉。"心气充沛，心阴与心阳协调，心脏有节律地搏动，脉道通利，才能血运流畅。《素问·六节藏象论》中所言："心者……其充在血脉。"即是针对心、脉和血液所构成的一个相对独立系统而言的。

血液正常运行因素：①心气充沛；②血液充盈；③脉道通利。其中心气充沛又起着主导作用，故有"心主身之血脉"（《素问·痿论》）之说。

生理情况下，心主血脉功能正常，则心胸部舒畅，面色红润有光泽，舌质淡红，脉和缓有力。

病理情况下，若心气不足，推动血液无力，可见心悸怔忡，胸闷气短，面色无华，舌质淡，脉虚无力。甚则气虚血瘀，导致心脉痹阻，可见心胸部憋闷疼痛，面色紫暗，舌质瘀斑或青紫，脉细涩或结代。元代医家危亦林明确指出黄连能去心中恶血，历代书籍中记载黄连可清心热、泻心火，然而，危亦林则认为"黄连能去心中恶血"，用黄连治疗心血瘀阻具有实用价值。心血亏虚，则心悸心烦，面色淡白，舌质淡，脉细弱无力等。

2.心主神明

心主神明是指心具有主宰五脏六腑、形体官窍等生命活动和意识、思维等精神活动的功能。见于《素问·灵兰秘典论》："心者，君主之官也，神明出焉。"

人身之神分为广义之神和狭义之神。广义之神：指整个人体生命活动的主宰和总体现。狭义之神：指人的意识、思维、情志等精神活动。心主神明，既包括广义之神，又包括狭义之神。

生理情况下，心神正常，各脏腑功能协调有序，则身心康泰。神驭精气，并调节血液和津液的运行输布，而精藏于脏腑之中而为脏腑之精，脏腑之精所化之气为脏腑之气，脏腑之气则推动和调控着脏腑的功能。因此，心神通过协调各脏腑之精气以达到调控各脏腑功能之目的，故被称为"心者，五脏六腑之大主也"（《灵枢·邪客》）。

心还具有接受外界客观事物和各种刺激并做出反应，进行意识、思维、情志等活动的功能。《灵枢·本神》中说："所以任物者谓之心。"这一复杂的精神活动实际上是在"心神"的主导下，由五脏协作共同完成的。故情志所伤，首伤心神，次及相应脏腑，导致脏腑气机紊乱。七情变化最易伤心，有宋代医家陈言创"三因"说，并指出："思想成病，其病在心。""多欲则伤心。"明代心藏象理论发展已臻成熟，其中有明代医家李梴在《医学入门》中首先将心分为"血肉之心"与"神明之心"，明确心有两种不同概念，其所谓"血肉之心"乃指位于胸中之心脏，而"神明之心"无具体形态，指主宰人体生命活动的功能。明代医家李时珍进而提出"脑为元神之府"之说，将神之功能与脑联系起来。如《本草纲目》中："鼻气通于天，天者头也，肺也，肺开窍于鼻，而阳明胃脉环鼻上行，脑为元神之府，而鼻为命门之窍……"然李时珍也主张心为神明之府，他在《本草纲目》中："心，藏神，为君火。"并论药："山药，镇心神，安魂魄，主健忘，开达心孔，多记事。"清代医家王清任更是在前人的基础上，提出了"灵机记性不在心在脑"。他在《医林改错》中对"心主神志"的理论提出了修正，强调"灵机记性不在心在脑"，并由此指出："灵机记性在脑者，固饮食生气血，长肌肉，精汁之清者，化而为髓，由脊骨上行入脑，名曰脑髓。盛脑髓者，名曰髓海。""小儿无记性者，脑髓未满；高年无记性者，脑髓渐空。"可见王氏已明确认识到人的精神与思维活动器官是脑而不是心，这在当时对心脑的认识无疑是一个进步。而张锡纯在《医学衷中参西录》中则认为："人之元神藏于脑，人之识神发于心。识神者，思虑之神也。"进一步丰富了心脑与神之间的理论联系。

　　清代医家唐宗海所著的《血证论》也进一步发展了心病证病因病机理论。其中《血证论》从血虚、瘀血、火扰、水饮、痰浊等方面论述心病致情志病的病因病机，认为"血虚则神不安而怔忡；有瘀血亦怔忡；火扰其血则懊；神不清明则虚烦不眠，动悸惊惕；水饮克火，心亦动悸；血攻心则昏迷，痛欲死；痰入心则癫；火乱心则狂"。

　　【关系】心主血脉与主神明密切相关。

　　（1）生理状态下，正常生命活动的进行是以五脏所化生的精气血津液作为物质基础的。神志活动也不例外，它既由五脏功能活动所产生，又必须以五脏所化生的各种营养物质为物质基础。故中医每将神志活动分属于五脏（如心藏神主喜）。其中血液是神志活动最重要的物质基础。正如《灵枢·营卫生会》中所记载："血者，神气也。"而心主神明，又能驭气以调控心血的运行。只有血液充足，神志思维才正常，表现于外则精神饱满，意识清楚，思维敏捷，而心又是主血脉的脏器，故中医有"神志活动分属于五脏而为心主宰"的说法。

（2）病理状态下，两者也常相互影响。如心血不足，心神失养，可致心神失常，而见精神恍惚、心悸失眠等症；心神异常，也可影响心主血脉功能。

【附】心包络

心包络简称心包，亦称"膻中"，是心脏外面的包膜，有保护心脏的作用。因《灵枢·邪客》中有"心者，五脏六腑之大主也，精神之所舍也，其脏坚固，邪弗能容也。容之则心伤，心伤则神去，神去则死矣。故诸邪之在于心者，皆在于心之包络。包络者，心主之脉也，故独无腧焉"的说法，故古人认为若外邪侵心，心包络有"代心受邪"的功能。又见《灵枢·经脉》中有记载："心主手厥阴心包络之脉，起于胸中，出属心包络，下膈，历络三焦。"由此可知，在经络学说中，手厥阴心包经与手少阳三焦经互为表里关系，故心包络属脏。清代温病学说发展迅速，使得心藏象理论更加完善，其中对心包的认知步入了一个新的高度，并由此出现一批温病学家及其著作。他们明确提出热入心包的病机和清心开窍的治法。

温病学家强调，外感病中出现神昏谵语等神明失司之证，多由热邪进入心营所致，如叶天士在《温热论》中指出："温邪上受，首先犯肺，逆传心包。""营分受热，则血液受劫，心神不安，夜甚无寐。"薛生白在《湿热病篇》中也说："湿热证，壮热口渴，舌黄或焦红，发痉神昏，谵语或笑，邪灼心包，荣血已干。"清代温病学家提出的"热入心包"理论，发前人之未发，为清心开窍之法提供了理论根据。吴鞠通《温病条辨》、陈平伯《外感温病篇》、薛生白《湿热病篇》、余师愚《疫病篇》、雷少逸《时病论》等均从热入心包论神昏谵语等病症，并以清心开窍法治之。

第二节　王清任眼中的心

在中医发展的几千年里，对"心"这一概念的认识，更多的是指心之系统。正如前面的认识里所提到的那样，是以五脏之心为主体，包括舌、面、小肠、营、血等诸多概念，并未特指心这一脏器。究其原因，与中医解剖学在中医发展过程中长期处于停滞状态有关。故古人对心这一脏器的认识，多是通过猜想或听人传说，往往医家行医数十年也未见过内脏本身。在心脏解剖学的认识方面，中医始终是有局限的。而以王清任为代表的这一派医家，强调亲见人体脏腑的必要性。他在《医林改错》中阐述了他对心脏解剖的认识，并留下了相应的图画。这种敢为人先的精神本身就是难能可贵的。

秦汉以前，古人对心的认识还停留在心窍说，即心是多孔的脏器，认为这些孔窍中藏着神，心比别人多一窍，就比别人更为聪明，古人认为："人心有七窍三毛。""上智之人，七窍通明，中智之人通五窍，下智之人一窍不通。"小说话本中常有这一类有关人的描述，通常会代之以古代圣贤，佐证他们天生多智，异于常人，便有黄帝心有九窍、比干七窍玲珑心等故事。而俗语中形容一个人多智，就会说他心眼很多。《红楼梦》中对于林黛玉的判词就有"心比比干多一窍，病如西子胜三分"的说法。

中国古代崇尚儒学，而儒学重视丧葬礼仪，认为死者为大，强调入土为安，十分尊重尸体，对保持尸体的完整性有强烈的执着，哪怕是死罪也要强调留全尸，故医者无法对尸体进行解剖来认识脏器，都是通过一些死刑场面，以及荒郊野外被野狗啃食后血肉模糊的不完整尸体直观拼凑来认识的。故王清任对心脏的认知有着很多错漏。比如，心中无血论，他认为心中没有血，血管中藏的是气，他是最早认识到心肺动脉的人，他看到肺管两旁下行至肺管前面半截处，归并一根，如树两杈归一本，形粗如箸，下行入心，由心左转出，粗如笔管，从心左后行，由肺管左边过肺入脊前，下行至尾骨，名曰"卫总管"，便认为肺中所汲取外界的自然之气经肺动脉入心，由血管输步全身，是人体卫气的总枢。对于血，他论述了一个血府的概念，即认为血藏于胸腔，中气藏于心和血管中，认为心脏受伤所流出来的血，是因为血府中的血进入了心脏，而非心脏本身含血。猜测这就是因观看不完整尸体时，脏器或腐败或破裂血流入胸腔而造成的误解。

虽然以现代人的眼光来看，他的认知较为原始，并且有错误。但是他以此却创立出治疗冠心病胸痹病的良方——血府逐瘀汤。一个很重要的原因便是其身为医者对于病机的有效把握，瘀血阻滞证是冠心病的重要病机，所谓不通则痛，患者如果冠脉血运行不畅，则会产生心绞痛等。通过活血化瘀法，能有效缓解心肌的缺血症状，改善患者的病情。而这也是中医和西医的根本区别：一者是总结疾病的症状病机，以数千年无数代医家的临床经验为基础来总结疾病；而另一者则是建立在基本结构认知之上，从微观角度认知疾病。二者虽然落脚点不同，但是终究面对的都是人或病，殊途同归。王清任等古代医家能够克服封建礼教、纲常伦理的束缚，敢于人先，为中医解剖学的发展和心脏的认知填补了空白，对中医现代化的启迪有着深远意义。

第三节　心与血

对于心与血的关系历来都有不同的阐述，对于心的论述前面已经有较为详细的介绍了，此处不再赘述。而对血的认识早在《内经》中便有记载，《灵枢·决气》中记载："中焦受气取汁，变化而赤，是谓血。"说明了血液化生之源在中焦脾胃。《素问·脉要精微论》指出："夫脉者，血之府也。"也指出了血液是在脉道中运行的。另外，《素问·痿论》中记载："心主身之血脉。"说明人体所有的血脉都统属于心。对于血的功能，《内经》中没有明确的表述，但《素问·五脏生成》指出："肝受血而能视，足受血而能步，掌受血而能握，指受血而能摄。"《灵枢·本藏》指出："血和则……筋骨劲强，关节清利矣。"说明人体各脏腑组织器官功能的正常发挥离不开血的作用。而《难经·二十二难》则明确提出"血主濡之"，指出血有濡养滋润的功能。《血证论》认为："心窍中数点血液，则又血中之最精微者。"反映了心与血的密切关系。

心与血的关系主要是心主血，而心主血包含了两个方面：一是主行血，《素问·五脏生成》中说："诸血者，皆属于心。"血液的运行与五脏密切相关，其中心起主导作用，《医学入门》中说："人心动，则血行诸经。"心的搏动为血行提供原动力，而心的搏动又依赖于心气推动，心血滋润濡养以及心阴心阳调控，血在心的作用下运行周身，为全身输送营养物质，发挥血液濡养与滋润的作用，使人体进行正常的生命活动。其二是主生血，参与血液的生成，即所谓"奉心化赤"。《素问·阴阳应象大论》记载："心生血。"《灵枢·痈疽》中说："中焦出气如露，上注溪谷，而渗孙脉，津液和调，变化而赤为血。"这些都体现了血化生的过程，饮食水谷下入于胃，经过中焦脾胃的运化，化为水谷精微，这些水谷之精再化生成营气与津液，营津上升，与肺所吸入的清气相合，贯注于心脉，在心的作用下化赤为血。后世医家张志聪在《侣山堂类辨·血辨》中总结："血乃中焦之汁，流溢于中以为精，奉心化赤而为血。"而唐荣川明确了心阳在血液化生中的作用，《血证论》中说："火者，心之所主，化生血液以濡周身。火为阳而生血之阴。"

血行脉中，脉又称为血府，心主血功能的正常发挥离不开脉道的作用，《素问·五脏生成》中说："心之合脉也。"《医宗必读》中说："脉者血脉也，血脉之中气道行焉。五脏六腑以及奇经，各有经脉，气血流行，周而复始，循环无端，百骸之间，莫不贯通。"不仅体现了血通过脉而归于心，后者更是明确指出了血液循行部位及方式。心气推动和调控脉管的舒张，脉管的充盈程度也反映了心气的强弱。关于脉的论述《内经》中有较大的篇幅，提出了三部九候的诊脉方法，其后的《难经》也有补充及发展，最早提出了"独取寸口"的诊脉方法，而《伤寒杂病论》更是重视脉的作用，提出来病脉证辨法，重视脉象对于疾病诊治的作用，经过后续发展，开始有了脉学专著，王叔和所著的《脉经》集汉以前脉学之大成，首次系统归纳了24种脉象，而李时珍的《濒湖脉学》更是归纳总结了27种脉象，直至今日，各医家仍在探索研究心与血脉的作用及关系。通过对现有脉象的研究与总结，可归纳其外在表现在于脉搏的强弱、缓急、形态，脉率的整齐以及脉道的通畅。脉的正常与否会直接导致血液是否正常运行。

心主血功能失常时人体的生理功能会发生紊乱而生病变。这种变化会体现在各个地方。一是体现在面部，《素问·六节藏象论》中说："心者……其华在面。"《素问·五脏生成》中说："赤当心……赤当脉。"所以，当心脏富有生气时，面色与血脉相合，红润而有光泽，而心主血功能失常时，面色则会有相应的变化。《灵枢·决气》中说："血脱者，色白，夭然不泽，其脉空虚，此其候也。"这指出了血脱时面色的改变，此外，还指出了脉象的改变，而这正是要说到的第二点，体现在脉象。前面已经谈到脉与心、与血的关系，所以如心气血不足时，脉象可表现为软弱无力；当血行不畅时可出现脉道艰涩。三是血本身的变化，《灵枢·逆顺肥瘦》中说："唇临临然，其血黑以浊，其气涩以迟。"这是指出了血色的改变。如气血不足时血色偏淡；而淤血内阻时血色偏暗等。四是体现在舌象，心开窍于舌，《灵枢·经脉》中说："手少阴之别……循经入于心中，系舌本。"《灵枢·脉度》中说："心气通于舌。"因而心的功能失常可以在舌象上体现。如心血不足可表现为舌淡；心血瘀阻可表现为舌青紫；心火亢盛可表现为舌红等。五是体现在神志，《灵枢·营卫生会》中说："血者，神气也。"当心血虚时可出现心悸、失眠多梦等神志改变。六是皮肤、毛发、肌肉以及各脏腑组织，由于心为五脏六腑之大主，人身各部又都需要在血液的濡养作用下发挥正常功能，所以心主血功能失常会体现在各个地方。如《景岳全书·血证》中说："故凡为七窍之灵，为四肢之用，为筋骨之和柔，为肌肉之丰盛，以至滋脏腑，安神魂，润颜色，充营卫，津液得以通行，二阴得以调畅，凡形质之所在，无非血之用也。"

《素问·六节藏象论》中说："心者，……其充在血脉。"说明心、血和脉构成了一个相对独立的系统，三者相辅相成，相互影响。血液的正常运行需要心气充沛，血液充足和脉道通利，其中心气为主导作用，《仁斋直指方》指出："盖气，血之冲也。气行则血行，气止则血止，气温则血滑，气寒则血凝，气有一息之不运，则血有一息之不行。"气属阳，血属阴，气为血之帅，血为气之母，气血平和，达到一个阴平阳秘的状态，则血液能正常运行。心脏和脉道的正常生理功能也需要血的濡养。对于其失衡所致的疾病应注重对气血阴阳的调和及辨证论治。

第四节　心与营

营气，简称"营"。《说文解字》中对"营"的解释是环绕而居。"营"在古代与军事息息相关。在中医学中，营的本义是指"环周无端，营运不休"。明代医家孙一奎在《医旨绪余·上卷》中写道："营气者，为言营运谷气，入于经隧，达于脏腑，昼夜营周不休……又曰：'营是营于中。'"《灵枢·根结》中说："一日一夜五十营，以营五脏之精……所谓五十营者，五脏皆受气。"由此可知，营气在脉中营运不休，滋养周身。

心与营的关系体现在以下三个方面，二者密不可分。

1.营气的生成

《素问·痹论》指出："荣者，水谷之精气也。"《灵枢·营卫生会》中又有"人受气于谷，谷入于胃，以传与肺，五脏六腑，皆以受气，其清者为营，浊者为卫，营在脉中，卫在脉外，营周不休，五十而复大会，阴阳相贯，如环无端"的说法，提出营气来源于脾胃所运化的水谷精微，其"清者"，即水谷精微中最清纯、最精华的部分为营气。因其气清柔，善于滋养，故曰营为水谷之精气，属阴。《医旨绪余》中也曾提到过："营气者，乃阴精之气也。"故营气又称营阴。营阴凉润，故能制热。营阴能润泽脏腑肌腠，制约阳热之气，具有御邪防病、营养机体、促进康复等功能。《素问·评热病论》中曾说："邪之所凑，其气必虚；阴虚者，阳必凑之。"阐明营气匮乏，一则阴不制阳，以致蕴生里热；二则不能抵抗内外之温热病邪，易感邪而发生温热病证。大凡发热性病证，其御邪防病之力离不开营卫，其中营阴是制约发热之主力，若营阴不足，抵御热邪无力，则邪气难去，甚则深入心营。清代温病学家叶天士引申《内经》营卫气血理论，用以阐明急性热病过程中的病理变化，并根据其病变反映概括证候类型，作为辨证论治依据。历经众多医家的发展补充，逐步形成了温病卫气营血辨证体系。叶氏在《温热论》中开卷便云："温邪上受，首先犯肺，逆传心包。"心主血属营，血病的轻浅者，乃邪热入于心营（包括心与心包络的功能）所致，其证以血热为主，见身热、心烦不寐或神昏谵妄、舌绛等症，并提出了入营犹可透热转气等治则治法。

2.营气的循行路径

因营气行于脉中，其"气从太阴出，注手阳明"，依次循十二经脉、督、任，"下注肺中，复出太阴"（《灵枢·营气篇》）。《素问·痹论》中又言："荣者……和调于五脏，洒陈于六腑，乃能入于脉也。故循脉上下贯五脏，络六腑也。"阐明营气循脉运行全身，内入脏腑，外达肢节，终而复始，周而不休。

3.营气的生理功能

营气的生理功能有化生血液和营养全身两个方面。

一、营气注于脉中，化为血液

1.关于营气化生血液

《灵枢·邪客》中记载："营气者，泌其津液，注之于脉，化以为血。"阐明了血液是营气化生津液而成，营气是血液生成的重要组成部分。其与心的联系在于"心主生血"，正如《素问·五脏生成》中所言："诸血者，皆属于心。"其"奉心化赤"，是指饮食水谷经脾胃运化而生成的水谷精微中的清气（营气），其化生为血液，须经心火（即心阳）的"化赤"作用才得以实现。所以生理情况下，营气充沛，心阳充足，血液才充盈，才能更好地营养全身脏腑组织，正常发挥其生理功能。

2.精神、情志乃是人体高级生命现象

精神情志发端于五脏，受营卫气血影响，又因"心者，五脏六腑之大主"（《灵枢·邪客》），心藏神，故心与营卫、精神情志也是息息相关的。正如《灵枢·营卫生会》所言："营卫者，精气也。血者，神气也。"营卫关乎精神神志的形成与维持。营属阴，主静；卫属阳，主动。阴平阳秘，精神乃治。正如清代医家黄元御在《伤寒说意》中所说："卫气清降而产阴精……营血温升而化阳神。"营卫相随，升降出入不失其度，方能充养脏腑，使机体达到阴平阳秘的状态。营卫为养神之本，《素问·八正神明论》中说："故养神者，必知形之肥瘦，营卫血气之盛衰。"若因火热内扰，损伤营阴，营阴亏虚，卫阳失其涵纳而不能入于阴，势必独行于外，此即明代医家张景岳在《类经》中说的"营气衰少，故卫气乘虚内伐，卫失其常故昼不精，营失其常故夜不瞑也"，指出营气亏虚，致人昼不精，夜不瞑，人体没有充沛的精力来完成日常生命活动。同样这种理论也适用于指导认识与防治心系疾病，正如《难经·论脉》所说："损其心者，调其荣卫。"提示通过调和营卫来充脉、护脉及调脉是治疗心系疾病的指导思想。

二、营气循脉流注全身，为脏腑经络等提供营养物质

营气的最主要功能在于营养五脏六腑及四肢百骸。正如《灵枢·营卫生会》

中所载："此所受气者，泌糟粕，蒸津液，化其精微，上注于肺脉，乃化而为血，以奉生身，莫贵于此，故独得行于经隧，命曰营气。"《灵枢·决气》中载："壅遏营气，令无所避，是谓脉。"《素问·脉要精微论》中又有"夫脉者，血之府也"的说法，由此可见脉道是容纳和运输血液的通道，而营气行于脉中，是血液的重要组成部分，这是针对心、脉和血液所构成的一个相对独立的系统而言的。生理情况下，血液充盈，脉道通利，则心胸部舒畅，面色红润有光泽，舌质淡红，脉和缓有力。

反之，自古以来，就有"不通则痛""不荣则痛"的说法。《素问·举痛论》也曾记载："经脉流行不止，环周不休，寒气入经而稽迟，泣而不行，客于脉外则血少，客于脉中则气不通，故卒然而痛。"若出现寒邪侵犯经脉，致脉道气机堵塞，心阳不足，血液不能进行正常流动，就不能正常营养心脏，会影响心脏的供血功能，从而出现胸痹、心痛等病。正如《金匮要略·胸痹心痛短气病脉证》中所说："夫脉当取太过不及，阳微阴弦，即胸痹而痛，所以然者，责其极虚也。今阳虚知在上焦，所以胸痹、心痛者，以其阴弦故也。"指出了胸痹病机为阳微阴弦，即上焦阳气不足，心阳虚弱，致使阴寒、痰淤等邪气上乘于胸所致。《素问·生气通天论》中也有"营气不从，逆于肉理，乃生痈肿"的说法，阐明营气运行于脉中，当其受到阻碍时，则会导致痈肿的产生。营气在运行过程中受到阻碍，仿佛军队行军过程中前行困难，于是，大量军兵不得不在此环绕而居，从而导致痈肿的产生。

第五节　心与汗

汗为中医学五液之一，清代医家吴鞠通在《温病条辨》中写道："《内经》云：'人之汗，以天地之雨名之。盖汗之为物，以阳气为运用，以阴精为材料。'"又如《灵枢·决气》中所说："腠理发泄，汗出溱溱，是谓津。"指汗是由阳气蒸化津液从玄府排出所得，即"阳加于阴谓之汗"（《素问·阴阳别论》）。出汗是维持人体正常生命活动所不可缺少的生理现象，正常的汗出，有利于调和营卫、滋润皮肤、调节机体内阴阳平衡、保持机体温度与内外环境相统一。汗出异常即为汗证，汗证是指人体阴阳失调，腠理失和，营卫不固，致汗液外泄，引起局部或全身汗出为主要表现的一类病证。《素问·宣明五气》中所说："五脏化液，心为汗。"明代医家李中梓在其著作《医宗必读》中提出："心之所藏，在内者为血，发于外为汗，汗乃心之液。"由此可知，在中医学领域，强调汗为心之所主，临床上许多汗证都与心有关。心与汗液在生理上、病理上密切相关。主要体现在以下三个方面。

一、心血与汗液的生成

《灵枢·痈疽》曾言："中焦出气如露，上注溪谷，而渗孙脉，津液和调，变化而赤为血。"可见津液和血液都来源于水谷精微，皆属于阴液，二者同出一源，相互滋生，相互转化，相互影响。津液是血液的重要组成部分，血行脉中，血中之津液可渗出脉外而为脉外之津液，脉外之津液又可以进入脉中化而为血。故古人认为"津血同源"，二者皆具有营养和滋润的功能。而汗是由津液蒸腾气化而来，故又有"血汗同源"之说。

病理情况下：

（1）若失血过多，脉中血少，脉外津液就会进入脉中以维持血量，可引起脉外津液不足，故失血患者，除了表现面白、舌淡等血虚症状外，还可以见到口渴、尿少等津液亏虚的症状。因此，对于失血者应慎用发汗等疗法，以防进一步耗伤津液。正如《灵枢·营卫生会》所说："夺血者无汗。"

（2）若出现大汗、剧烈吐泻，或严重烧伤，从而导致脉外津液不足，则血中之津液渗出于脉外，以补充脉外津液，从而导致血脉空虚、津枯血燥等病变。同样，对于大汗、剧烈吐泻等津液耗伤者，应慎用破血逐瘀之峻剂，或放血疗法，以防进一步耗伤血液。故有《灵枢·营卫生会》"夺汗者无血"的说法。

二、心阳对汗液的推动作用

《素问·阴阳别论》曰："阳加于阴谓之汗。"指出汗液是由津液之"阴"与阳气之"阳"共同作用所产生的，汗液产生和排泄离不开阳气对阴津的鼓动、温煦和蒸化作用。清代医家叶天士在《临证指南医案》中写道："故随其阳气所在之处，而气化为津，亦随其火扰所在之处，而津泄为汗。"又有清代医家唐宗海在其著作《血证论·脏腑病机论》中提到："盖心为火脏，烛照事物。"可知心为君火之脏，心主一身之阳，说明津液因阳气推动、温煦化生，也因火扰熏蒸而外泄为汗，故汗由心出，强调心中阳气为汗液生成的动力来源。明代医家李中梓在《医宗必读》中写道："心阳虚不能卫外而为固，则外伤而自汗。"强调在病理情况下，若心阳不足，以致卫阳虚衰，卫表不固，会引起津液外泄，此乃自汗也。清代医家张璐也在其著作《张氏医通》中提出："阴虚者阳必凑之，故阳蒸阴分则血热，血热则液泄而为盗汗也。"元代医家朱丹溪在其书《丹溪心法·盗汗》中更是明确指出："盗汗属血虚、阴虚。"他们强调心阴不足，心阳偏盛，虚热内生，夜寐之时卫阳入里行于阴分，鼓动阴分暗藏之虚火，热迫津泄可见盗汗或心血不足，阴不敛阳，虚阳外越也见盗汗。

三、心神对汗液的调控作用

心为五脏六腑之大主，《素问·灵兰秘典论》中说："心者，君主之官也，神明出焉。"指出心主神明，调摄五志。五志过极，亦能损伤心神，故由精神情志引起的出汗也多与心有关。故《素问·经脉别论》中有"惊而夺精，汗出于心"的说法，明代医家张景岳也在其著作《景岳全书》中提到："凡大惊、大恐、大惧，皆能令人汗出，是皆阳气顿消，真元失守之兆。"指出当患者在受到如惊吓、紧张等心理刺激或是情志不畅时，易伤及心神。汗由神统，失神则汗泄。同理，过喜也可导致心气弛缓、受惊，致心神受扰，使心无所倚，神无所归，心液外泄而出汗，故"异常的出汗"同样是心的生理功能异常的一个重要表现。

以上可知，心与汗关系密切，汗证之治，亦可从调心辨治。

第六节　心与气

中医认为气为宇宙万物生成的本原，是一种不断运动、不断变化的精微物质。《素问·五常政大论》中说："气始而生化，气散而有形，气布而蕃育，气终而象变，其致一也。"表明了气对生命发生发展的规律，气聚则生，气散则亡。《素问·宝命全形论》中说："天地合气，命之曰人。"可见人之所成离不开气的作用，气对人体生命活动有着重要影响。《素问·五运行大论》云："从其气则和，违其气则病。"《素问·举痛论》中也说："百病生于气也。"说明人体之病多与气的变化有关，气不和则可变生百病。

气有广义和狭义之分，广义之气为构成万物本原的精微物质，而狭义之气指人体之气，是由先天之气、水谷之气及吸入的自然界清气三者相融合而生成，是维持人体生命活动的基本物质之一，能够推动和调控各脏腑经络形体官窍的生理活动，推动和调控着精、血、津液的运行、输布和代谢，维系着人体的生命活动。人体之气含有阴气、阳气两部分。阳气具有推动、激发、兴奋、温煦等作用。心为火脏，主阳气，心脏不停的跳动需要依靠阳气的推动来实现，《素问·六节藏象论》中说："心者，生之本，神之处也，其华在面，其充在血脉，为阳中之太阳，通于夏气。"水谷之精化生的营津在心阳的作用下化赤为血，又精血津液需在阳气温煦的作用下才能正常施泄、运行、输布，即得温则行，得寒则凝，如阳气虚会导致血行不畅而血瘀，水行不化而水肿，正如吴鞠通在《温病条辨》中提出的"善治水者不治水而治气；善治血者，不求有形之血，而在无形之气"。阴气具有调控、抑制、宁静、凉润等作用。它能够调控脏腑经络，形体官窍，以防生理机能过亢，如心居于上，属阳，主火，心火必须下降于肾，肾水须上济于心，与心阴共同涵养心阳，使心阳不亢，水火既济。

根据其部位及功能的不同又可以分为元气、宗气、营气和卫气。元气者由肾所藏先天之精化生，根于命门，而赖后天之精养成，并以三焦为通路，循行全身。《难经》云："命门者……原气之所系也。""三焦者，原气之别使也，主通行三气，经历于五脏六腑。"元气来源于先天之精，充养于后天之精，而精又能化神，是神的物质基础，《灵枢·平人绝谷》中说："神者，水谷之精气也。"《素问·刺法论》中说："精气不散，神守不分。"宗气者为水谷精气与自然界清气结合而成，积聚于胸中，贯注于心肺之脉。《灵枢·邪客》中说："宗气积于胸中，出于喉咙，以贯心脉，而行呼吸焉。"宗气能助心行血，与血液运行，心脏搏动有关系，《素问·平人气象论》中说："胃之大络，名曰虚里，贯鬲络肺，出于左乳下，其动应衣，脉宗气也。盛喘数绝者，则病在中，结而横，有积矣。绝不至曰死。乳之下，其动应衣，宗气泄也。"当宗气充足，则心脏搏动有力而规则，全身血脉运行有力；而宗气虚衰，则心脏搏动无力，心律失常，全身血脉运行缓慢，导致出现心脏相关疾病，《灵枢·刺节真邪》："宗气不下，脉中之血，凝而留止。"其便指出在宗气虚衰时会出现血瘀的病证。

营气者为水谷精微中精华部分，在心与营篇已有详细论述，其与血密切相关，行于脉中，运行全身，内于脏腑，外达肢节，终而复始，营周不休，能够化生血液而营养心脏。卫气者为水谷精微中剽悍滑利部分，《素问·痹论》："卫者，水谷之悍气也，其气慓疾滑利。"卫气行于脉外，循皮肤之中，分肉之间，熏于肓膜，散于胸腹。《灵枢·决气》中说："上焦开发，宣五谷味，熏肤、充身、泽毛，若雾露之溉，是谓气。"而此气便是卫气。《素问·皮部论》中说："是故百病之始生也，必先于皮毛。"而皮毛之处，卫阳主之，故而病之初者，邪气居表而犯卫，日久不愈则可内传脏腑，变生他病。卫气昼行于阳，夜行于阴，遍及全身。《灵枢·营卫生会》中说："常行于阳二十五度，行于阴亦二十五度，一周也。"指明了卫气的运行规律，若运行受阻或规律紊乱，则可内生百病。《灵枢·大惑论》中说："卫气不得入于阴，常留于阳。留于阳则阳气满，阳气满则阳跷盛，不得入于阴则阴气虚，故目不瞑矣。"说明卫气与不寐之病关系密切，而不寐之病位在心，卫阳不入于阴，心神不安，故不寐。

第二章　中医双心理论

20世纪末，胡大一教授首先明确提出了"双心医学"的概念，也就是心理心脏病学，是研究与处理心脏疾病与情绪、社会环境和行为相关的科学。随着医学的进步与发展，近年来，现代医学对于双心医学的研究越来越多，发现心血管疾病与心理精神类疾病往往密切相关，二者相互影响，互为因果，形成恶性循环。中医虽然没有明确提出"双心"的概念，但是对于这种关系中医早就发表了相关认识，下面谈谈中医关于双心理论的论述。

中医双心理论主要是基于心主血脉与心主神明理论所形成的，是关于心体与心神的生理病理关系的论述。明代医家李挺基于中医理论的研究，在《医学入门》

中说："有血肉之心，形如未开莲花，居肺下肝上是也。有神明之心，神者，气血所化，生之本也，万物由之盛长，不着色象，谓有何有，谓无复存，主宰万事万物，虚灵不昧者是也。"首次明确将心分为血肉之心与神明之心。为中医双心理论的研究提供了依据。

一、何谓神

要明白中医双心理论，首先要弄懂"神"是什么？由于中华文化发展具有其独特的历史特点，使得人们对于"神"的认识比较复杂。说起"神"，人们总会联想到"鬼神之说"，感到虚无缥缈。但中医学中对"神"的认识并非仅此。《素问·五脏别论》中说："拘于鬼神者，不可与言至德。"这也表明中医医学体系有其理论依据，而非虚幻无实的。那么，到底什么才是神呢？根据中医理论，从人体上来看，可分为两种：其一为广义之"神"，是整个人体生命活动的主宰和总体现。《灵枢·本神》云："故生之来谓之精，两精相搏谓之神。"而精是构成生命的精微物质，故而神也是生命本源的体现。《素问·阴阳应象大论》中说："阴阳者，天地之道也，万物之纲纪，变化之父母，生杀之本始，神明之府也。"其明确指出，神是阴阳二气运动变化的产物，而阴阳又是天地万事万物之源，也是生命之源，所以也说明神是生命活动的体现。而《灵枢·天年》中说："何者为神？血气已和，营卫已通，五脏已成，神气舍心，魂魄毕具，乃成为人。"这里将神概括为人之所成，解释了神在整个人体生命形成过程的决定性作用。此外，《素问·五常政大论》则把人体生命运动规律概括为神："根于中者，命曰神机，神去则机息；根于外者，命曰气立，气止则化绝。"而《素问·六微旨大论》对"神机""气立"也做出了解释："出入废则神机化灭，升降息则气立孤危。故非出入，则无以生长壮老已，非升降，则无以生长化收藏。"体现神对人体成长过程的重要作用。《素问·移精变气论》中说："得神者昌，失神者亡。"说明神是生命的原动力。以上这些都属于广义之神的范畴，阐述了神对生命活动的主宰。其二为狭义之神，指的是人的意识、思维、情志等精神心理活动，也就相当于现代医学所提出的双心理论中的"心理之心"。《素问·六节藏象论》中说："心者生之本神之变也。"指出心为精神意志所在。《素问·八正神明论》中说：

"请言神，神乎神。耳不闻，目明心开而志先，慧然独悟，口弗能言，俱视独见。适若昏，昭然独明。若风吹云，故曰神。"其生动形象地描述了一种望而知之的状态，即心领神会，体现了神在于思维精神上的把控，而这些都属于狭义之神的范畴。

二、形神一体观

中医是一门系统的学科，讲究整体观念，认为人体本身是一个有机的整体，并与自然环境、社会环境相统一。而形神一体观是其中的一个重要部分。形即形体，包括脏腑、官窍、皮肉及气血津液等各种生命物质。而神如前述，中医认为形与神同生同存，同消同亡，二者为辩证统一的关系。《素问·上古天真论》云："故能形与神俱，而尽终其天年，度百岁乃去。"表明了当形神合一，并存无损时才能尽享天年而去。《中藏经》中说："其脏周密而不伤，伤则神去，神去则身死矣。"指出了当神消亡，则形体不生，而当形体死亡时，神也就消失不存了。后世医家孙思邈认为"身为神气之窟宅"，而"神犹君也，气犹民也"，表明形为神之舍，神为形之主。刘完素则认为"形者生之舍也，气者生之充也，神者生之制也，形以气充，气耗形病；神依气位，气纳神存"，指出生有赖于形气神的存在，而形神又因气而存在。总之，随着中医理论的逐步发展，形神一体观的理论也在逐渐完善。

三、心主神明

心主神明的观点来源于《内经》，《素问·灵兰秘典论》中说："心者，君主之官也，神明出焉。"心，即基于藏象学说的五脏之一，为君主之官，统领五脏六腑。《灵枢·本神》中说："所以任物者谓之心。"指心承受事物信息作出反应，产生思维意识，所以《素问·调经论》又说："心藏神。"前面讲到形神一体观认为神依附于形体存在，而神又藏于心，可知心形与心神也是辩证统一的关系。《类经·针刺类》中说："形者神之体，神者形之用，无神则形不可活，无形则神无以生。"由此可见，当心形不存，神亦无所处，形神体用，心体藏神，心神为用，是以心主神明。

另外，中医提出了五神脏的理论，认为情志因素与五脏密不可分。《素问·宣明五气》中说："心藏神，肺藏魄，肝藏魂，脾藏意，肾藏志。"神、魄、魂、意、志都是精神活动的不同表现，分别与五脏相关，故把心、肺、肝、脾、肾合称为"五神脏"。《类经·脏象类》也说："意志思虑之类皆神也。"又心为君主之官，统摄五脏。《灵枢·卫气》中说："神生于五脏，舍于五脏，主导于心。"以上都表明神终由心所主，心主神处于主导地位。

张景岳也在《类经》中说："心为脏腑之主，而总统魂魄，兼该意志，故忧动于心则肺应，思动于心则脾应，怒动于心则肝应，恐动于心则肾应，此所以五志唯心所使也。"又说："情志之伤，虽五脏各有所属，然求其所由，则无不从心而发。"表明五志虽然各有五脏相对应，但其根源都在于心。由于心与神的生理关系紧密，所以，当出现病变时，二者也相互影响。《灵枢·邪客》中说："心者，五脏六腑之大主也，精神之所舍也。其脏坚固，邪弗能容也，容之则伤心，心伤则神去，神去则死矣。"表明当心受到损伤，神也会有影响，又如《灵枢·本神》中说："心气虚则悲，实则笑不休。"指出心气的虚实对情志有所影响。《灵枢·邪气脏腑病形》中说："愁忧恐惧则伤心。"《灵枢·口问》中说："悲哀愁忧则心动，心动则五脏六腑皆摇。"《诸病源候论》中也说："思虑烦多则损心，心虚故邪乘之。"以上都表明情志失调可致心病，如心悸胸痹等疾病。

四、心主血脉

心主血脉在前面心与血篇已经较为详细地论述过了，由于血行脉中，脉为血府，而血在心气的推动下循行周身，维持生命活动的正常进行，又在心阳的参与下化生血液，故而心有主血脉的功能。对此，可认为血为脉之心。另外，血与神的关系也十分密切，《灵枢·本神》中说："心藏脉，脉舍神。"指出脉藏于心，而神又依附于脉而存在。《素问·八正神明论》也说："血气者，人之神，不可不谨养。"认为血气为人之神，养神必须养血，血虚则神失所养。《景岳全书》中说："血虚则无以养心，心虚则神不守舍。"更是直接指出了心、血、神三者之间相互依存的关系，

《金匮要略》中说："邪哭使魂魄不安者，血气少也，血气少者属于心。"其认为无故悲伤哭泣，情志失调而致神魂不安者，是由于血气衰少、心失所养而致。而《丹溪心法》则说："气血冲和，百病不生。"所以想要调其情志，必先安其血气。若是气血失和，心神失养，则可能出现失眠多梦、郁证、癫狂等疾病。

基于以上论述可以概括心、血、脉、神为一个体系，奠定了中医双心理论的基础。而双心疾病在中医中当属"胸痹""心悸""厥证""眩晕"并见"郁证""百合病""脏躁""癫狂"等，常表现为胸闷、心悸等常见心血管躯体症状，同时存在焦虑、抑郁等精神心理问题，如胸闷心悸，失眠多梦，抑郁善忧，情绪低落或不宁，性情急躁，易怒善哭，多思善虑，心惊胆怯等临床表现。本病的发生多因体质虚弱，七情内伤，药食不当等致脏腑气血阴阳失调所致。临证当辨虚实，虚者多因脏腑气血阴阳亏虚，实者多为气滞、血瘀、痰火、湿阻，临床上常见虚实夹杂，辨证时须分清虚实主次。本病病位在心，心动则五脏六腑皆摇，故可致其他脏腑功能失调或亏损，其他脏腑功能失调也会对心产生直接或间接影响。总之，对于双心疾病应当辨证论治，辨证与辨病相结合，从而做到对症下药。

附：心主神明与脑主神明之争

近年来，中医对于"心主神明"还是"脑主神明"的争论不断。虽然各方医家纷纷提出观点，不断探讨，但至今仍未达成共识。在传统中医学中，心主神明的理论已经深入人心，而脑主神明的主要依据是李时珍在解辛夷时提到的"脑为元神之府"，《本草纲目》中说："鼻气通于天，天者头也，肺也，肺开窍于鼻，而阳明胃脉环鼻上行，脑为元神之府，而鼻为命门之窍……"而后王清任在《医林改错》中说："灵机记性不在心而在脑。"而随着西医的传入及解剖医学的发展，人们对脑的认识更加深入，更多的人开始支持脑主神明的观点。而中西汇通派医家张锡纯提出"人之神明原在心与脑两处"的心脑共主神明之说。《内经》认为脑为奇恒之腑，脑为髓海，并将"以脑髓为脏"者认为是方士之言，其从侧面说明早在汉以前便有人注意到脑的重要作用。虽然《内经》并未将脑纳入五脏体系，但依然提出了脑与人之精神的密切关系，如《素问·脉要精微论》中说："头者，精明之府，头倾视深，精神将夺矣。"《灵枢·海论》中说："髓海有余，则轻劲多力，自过其度；髓海不足，则脑转耳鸣，胫酸眩冒，目无所视，懈怠安卧。"而李时珍提到"脑为元神之府"也仅是在解辛夷时提及，而以其全文来看，可知并未否定心主神明。对于心脑之争，目前虽然还难有断论，但是心主神明经过了上千年的发展完善，其地位是毋庸置疑的，而现代医学对脑的研究也让中医对其进行了重新思考。由心脑之争也可知，中医并非固守一方，一成不变，而是在不断发展、不断进步、不断完善的，更是值得我们继续去学习研究和传承发展的。

第三章　心在五脏中的定位

一、心者，君主之官

《黄帝内经》中说"心为君主之官"，为"五脏六腑之大主"。将五脏比作国家，那么居首脑者必属心。有两个方面原因：一者，心属上焦，如帝王高坐庙堂，统帅群伦。肺如伴驾之臣，一则庇佑，二则协助君主治节诸脏。

另一方面，古人认为"心者，神明出焉"，心是藏神的重要器官。前文也提到，古人认为神志是出于心，而不是出于脑，故心就为"精神之所摄""心者，生之本，神之变也"。人是不能没有"神"的，心神足则"神全则形全而无病"，人的精神状态好，便精神充沛，筋骨强健而不易生病。反之，则"主不明则十二官危"。长期精神异常，就会引起其他脏腑的功能紊乱，进而出现惊悸、健忘、失眠、癫狂等。故而有"得神者昌，失神者亡"的说法。

心主血脉，五脏六腑经络百骸者，皆要依赖其血液供应，故《淮南子》曰："夫心者，五脏之主也，所以制使四肢，流行血气。"

二、中土五行理论，心为朱雀

《黄帝内经》载："脾脏者，土也，孤脏以灌四滂。"即脾脏属土居中，调和肝心肺肾四脏，以此构成中医理论中核心观点"中土五行观"。"中土五行"中，上为南之心火。心火居上，盖心居于五脏之顶，君主之官，当居高位；朱雀者居南，玄武为北，前者为心之离火，后者为肾之癸水，因其偏属之性为阴阳之征兆，为天生至尊，是宇宙发展的基础，故以相反之药制约其性，方可为万物生化之源，故北方属水，需以温热之附子守之。南方之离火需以滋阴之鸡子黄镇之。

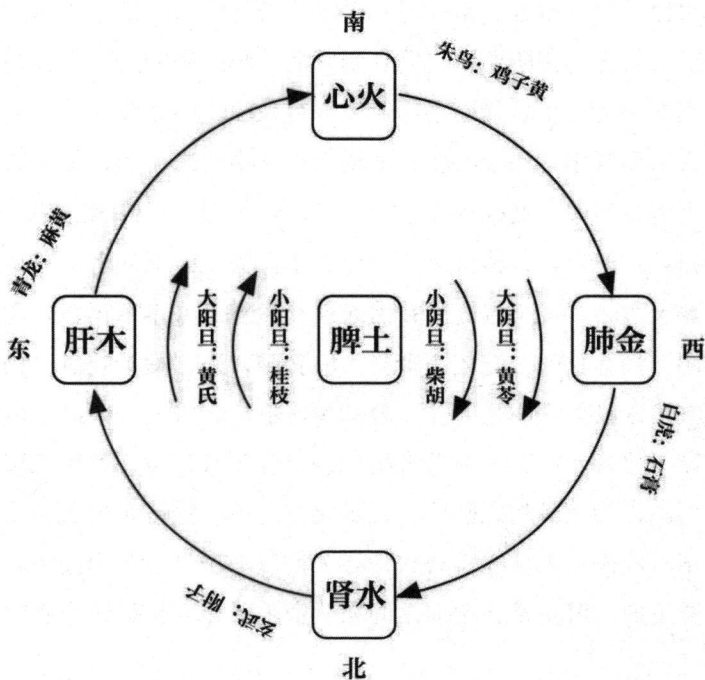

水火者，阴阳之征兆也。《黄帝内经》中的水与火体现在心与肾的关系上。心为君火，肾为相火。君火以明，相火以位，故君火在上，如明照当空，为一身之主宰。相火在下，系阳气之根，为神明之基础。命火秘藏，则心阳充足，心阳充盛。心肾之间相互依存，相互制约的关系，称之为心肾相交，又称水火相济、坎离交济。心肾之间的平衡一旦遭到破坏，形成病理状态，就称之为心肾不交，此证者，水火不济，坎离失序，患者多有失眠、心烦、舌红等心热之证，又有四肢逆冷、手脚冰凉、小便清长等肾寒之象，是为上热下寒，就是肝升肺降土调中的人之"中土五行"出错所致。

心肾相交，水火既济则机体寒热平衡，反之则阴阳背离，水气不升则滞于下焦为寒。火气不降则据之于上亢而为害。所谓水火既济者：心位居于上而属阳，主火，其性主动；肾位居于下而属阴，主水，其性主静；心火必须下降于肾，与肾阳共同温煦肾阴，使肾水不寒；肾水必须上济于心，与心阴共同涵养心阳，使心火不亢；肾无心之火则水寒，心无肾之水则火炽；心必得肾水以滋润，肾必得心火以温暖。《推求师意》中说："心以神为主，阳为用；肾以志为主，阴为用。阳则气也、火也。阴则精也、水也。凡乎水火既济，全在阴精上承，以安其神；阳气下藏，以安其志。正所谓：'阴胜则阳病，阳胜则阴病。阴胜则寒，阳胜则热。'"阴阳离决的后果就是上下不通，五行失序。临床常用交泰丸、黄连肉桂之属上清心火下回肾阳，以交心肾，《辅行诀》中的朱鸟汤，为清滋之品，养心阴清心火以治南之离火，玄武汤以附子为君，暖肾阳，温肾水之寒。

陶弘景曰："朱雀者，清滋之方，以鸡子黄为主；玄武者，温渗之方，以附子为主。"鸡子黄者，《千金方·食治》载其微寒。《本草再新》说它能补中益气，养肾益阴，润肺止咳，能使心肾交，能教肺肾还。虚劳吐血，均有功焉。鸡蛋者，血肉有情之品，滋阴之力非一般药物所能及。《黄帝内经》中之五畜，唯鸡有鸟形。卵为化育之物，其黄被白所包绕，为阳气之精，黄有恋阳使其不浮不越之能，其形圆，为鸡脏腑之胚胎，尤具化育之基，滋益阴精之功。恋阳可引心火下潜，益精可使阴水上承以济心火，心火得以下潜且得肾阴接济，则神气安宁而烦躁除。心主血，肾藏精，精血之间相互资生、相互转化，为心肾相交奠定了物质基础。

三、心为阳中之太阳

心为阳中之太阳，以阳气为用，盖因心阳能推动血液运行，温暖肾水，如人身体中的"太阳"，光照四方，使生机不息。《医学实在易》："盖人与天地相合，天有日，人亦有之，君父之日者，心也。"心便为"火脏""烛照万物"，温煦全身的气血循环，温暖脾土，使之不受湿浊之邪侵蚀，助脾胃腐熟运化，犹如太阳一般，生发万物。

四、少阴之经起于心

前文都说了，心为阳脏，但有一派医家却认为心者为"阴"。《伤寒论》中将心病归属少阴经，有手少阴心经起于心中的说法。何为少阴，阳气少便为少阴，少阴之脏，藏于精血，故"心""肾"皆属少阴，"少阴之为病，脉微细，但欲寐"。是故"少阴本热而标寒"，心力不振，则全身机能衰减之为病。脉微者阳虚，脉细则阴虚，脉象微细，则气血阴阳皆虚，这就是少阴气化失司所造成。

　　血是阴之所成，阴之精气与水谷所化之营气入心则"奉心化赤"而成血，故少阴气化便是对精血的精炼与输布。六经传变为：由表入里，渐次深入，即太阳、阳明、少阳、太阴、少阴、厥阴。少阴阶段为输布的倒数第二个环节。此阶段，机体一个生化收藏的周期即将结束，进入下一个循环，故少阴出了问题，既可随病邪入里，为少阴寒化，便有"四肢厥逆，下利清谷，恶寒蜷卧等"；亦可逆传于上，使人"心烦不得卧"之热化之象。

法之卷

第一章 虚则补之

第一节 温补心阳法

温补心阳法主要用于治疗心气不足及心阳不足之证，心气不足多因年老脏衰或久病体虚，或禀赋不足，或汗下太过耗伤心气所引起。因心气是推动血液循行的动力，心气不足，行血力弱，血脉不充，则心神失养，所以既有心神不足之病，又有全身气虚之变。故临床证见心悸怔忡，胸闷气短，活动后加重，面色淡白或㿠白，神疲乏力，或有自汗。心阳不足多为心气不足病情严重发展而来；亦可由于寒湿、痰饮之邪阻抑心阳；或素体阳虚，心阳不振；或思虑伤神，心气受损所致。临床上多在心气不足基础上出现畏寒肢冷等虚寒症状。若心阳不足证进一步发展，可见突发冷汗淋漓，四肢厥冷，呼吸微弱，面色苍白，口唇青紫，神志模糊等心阳暴脱之证。

温补心阳法临床适用于各类心律失常、冠心病、心力衰竭、神经官能症、心肌炎等证属心气不足或心阳不足证。

【代表方剂】

养心汤（《仁斋直指方论》），方剂组成：黄芪、茯苓、茯神、半夏、当归、川芎、远志、肉桂、柏子仁、酸枣仁、五味子、人参、炙甘草。

归脾汤（《重订严氏济生方》），方剂组成：白术、茯神、黄芪、龙眼肉、酸枣仁、人参、木香、炙甘草、当归、远志。

桂枝甘草龙骨牡蛎汤（《伤寒论》），方剂组成：桂枝、炙甘草、龙骨、牡蛎。四逆汤（《伤寒论》），方剂组成：炙甘草、干姜、附子。

参附汤（《正体类要》），方剂组成：人参、附子。

【核心药组】

人参，黄芪，桂枝，附子。

人参大补元气，补脾益肺，生津，安神，性味甘温，入心、肺、脾三经。《本草经疏》言其能"回阳气于垂绝，却虚邪于俄倾……盖脏虽有五，以言乎生气之疏通则一也，益真气，则五脏皆补矣。"黄芪补气升阳，益卫固表，利水消肿，脱疮生肌，性味甘微温，归脾肺经。《洁古珍珠囊》认为黄芪甘温纯阳，补诸虚不足，益元气，现代药理学认为黄芪具有增强免疫、利尿、降压、保肝、增强心肌收缩力的作用。桂枝发汗解肌，温通经脉，助阳化气，性味辛甘温。伤寒论时期不区分桂枝与肉桂，在临床中袁晖戍主任更喜欢使用桂枝，她认为心阳不足的患者常伴有手足不温的症状，桂枝相较于肉桂更长于行于四肢，能快速改善其症状。附子有回阳救逆、助阳补火、散寒止痛之效，性味辛甘热，归心脾肾三经。附子为补火助阳第一要药，补上下一身之阳气，袁晖戍主任常说："天之大宝，只此一轮红日，人之大宝，只此一息真阳。重视扶阳之法，尤其是对于心衰的患者。"在临床上见到心阳不足较甚，常投以附子等温热之品，往往收效颇佳。

第二节　滋阴养心法

滋阴养心法主要用于治疗心阴亏虚之证，心阴亏虚多由劳心过度，耗伤心阴或失血汗出过多，或心阴生成不足，或情志不遂，气郁化火，灼伤阴液所致。临床证见心悸怔忡，失眠多梦，五心烦热，口燥咽干，潮热盗汗，两颧潮红，舌红少津，脉细数。

滋阴养心法适用于各类冠心病、心律失常、高血压、心力衰竭、失眠、神经官能症等证属心阴亏虚之证。

【代表方剂】

天王补心丹（《摄生秘剖》），方剂组成：酸枣仁、柏子仁、当归身、天门冬、麦门冬、生地黄、人参、丹参、玄参、茯苓、五味子、远志、桔梗。

朱砂安神丸（《内外伤辨惑论》），方剂组成：朱砂、甘草、黄连、当归、生地黄。

【核心药组】

酸枣仁，柏子仁，远志，生地黄。

酸枣仁养心益肝，安神敛汗，性平，味甘酸，入心、肝、胆经，《别录》载其可用于"烦心不得眠，……虚汗，烦渴，补中，益肝气，坚筋骨，助阴气"。

柏子仁养心安神，润肠通便，性味甘平，归心肾大肠经。《本草纲目》认为"柏子仁性平而不寒不燥，味甘而补，辛而能润，其气清香，能透心肾，益脾胃"。在《普济本事方》中与五味子、牡蛎、人参配伍组成柏子仁丸用于治疗心阴不足之虚烦不寐。远志宁心安神，祛痰开窍，消散痈肿，性味辛苦微温，归心肾肺经，远志既能宁心，又可通肾，为交通心肾佳品。生地黄清热凉血，养阴生津，性寒，味甘平。归心肝肺经。《洁古珍珠囊》载其"凉血，生血，补肾水真阴"。临床上袁晖戍主任非常重视患者的睡眠状况，对于病情复杂，兼症见有失眠的患者，常给予枣仁远志之品，认为对于此类患者，心养则神安，神安则效倍。

第三节　补气养血法

补气养血法主要治疗气血两虚之证，本证多因素体虚弱，或久病失养，或劳倦过度，导致心气不足；因劳神过度，或失血过多，或久病伤及营血引起心血不足；也可因脾失健运或肾精亏损，生血之源不足而致。故临床证见心悸怔忡，胸闷，失眠多梦，健忘，眩晕，乏力，面色淡白或萎黄，唇舌色淡，脉细弱。

补气养血法适用于缺血性心肌病、冠心病、心力衰竭、缓慢性心律失常、心肌炎等属气血两虚证。

【代表方剂】

归脾汤（《重订严氏济生方》），方剂组成：白术、茯神、黄芪、龙眼肉、酸枣仁、人参、木香、炙甘草、当归、远志。

人参养荣汤（《太平惠民合剂局方》），方剂组成：黄芪、当归、肉桂、甘草、陈皮、白术、人参、白芍、熟地、五味子、茯苓、远志。

【核心药组】

当归，黄芪，人参，白术，甘草。

人参、黄芪大补元气，以资气血生化之源，符合"有形之血生于无形之气"的理论，白术、甘草健脾补气，血不足而补其气，此为阳生阴长之义，再用当归养血和营。五药合用，补气益血，使心神得以濡养。缺血性心肌病、冠心病往往是冠脉多支病变狭窄，导致心肌长期灌注不足，致使心功能不全，最终发展为心衰，从中医理论分析是一个气血亏损的慢性过程，故补气养血法贯穿心系疾病的各个阶段。

第二章　乱则和之

第一节　交通心肾法

交通心肾法主要用于治疗心肾不交之证，"心肾相交"，亦是"水火既济"，为心火下降于肾，肾水上济于心，心肾功能协调；心肾阴阳关系密切，从升降理论肾水以升为顺、心火以降为和，心火下降于肾与肾阳温煦肾阴，则肾水不寒；肾水上济于心，与心阴涵养心阳，则心火不亢。若反之，心火不能下降之于肾而上亢，肾水也不上济于心且下泄，则心肾功能失调，而表现的临床症状，称之为"心肾不交"，亦是"火水未济"。临床证见心悸、怔忡、失眠、心烦、腰膝酸软，或男子梦遗、女子梦交等症。

另心肾阴阳之间关系密切，在心或肾出现病变时，亦可相互影响。如肾阳虚水泛证，亦能上凌于心，见水肿、惊悸等"水饮凌心"之证，心阴虚下汲与肾阴所致阴虚火旺之证。

交通心肾法适用于各类冠心病、心律失常、高血压、心力衰竭、失眠、神经官能症等证属心肾不交之证。

【代表方剂】

交泰丸（《韩氏医通》），方剂组成：生川连、肉桂。

黄连阿胶汤（《伤寒论》），方剂组成：黄连、黄芩、白芍、阿胶、鸡子黄。

【核心药组】

黄连，阿胶，白芍。

黄连清热燥湿，泻火解毒，味苦，性寒。归心、肝、胃、大肠经。始载于《神农本草经》，列为上品。善泻心经实火。用于心火亢盛扰及心神，烦躁不眠，可与重镇安神的朱砂同用，如《内外伤辨惑论》朱砂安神丸；若痰热内扰，心烦失眠，多与半夏、陈皮、竹茹等同用，如《六因条辨》黄连温胆汤；若热邪伤阴，心烦不寐，常与黄芩、芍药、阿胶等配伍，如《伤寒论》黄连阿胶汤；若心肾不交，怔忡无寐，可与肉桂合用，如《张氏医通》交泰丸。阿胶补血，滋阴，润燥，止血。味甘性平。归肺、肝、肾经。本品味甘质润，入肾滋阴，治阴液亏虚之五心烦热、心烦失眠、虚风内动等症经常选用，常与其他滋阴药同用，以增强疗效。如治阴虚阳亢，或热病伤阴，身热心烦不得卧，舌红苔干脉数者，常配黄连、黄芩、白芍、鸡子黄等药，有育阴清热除烦之效，《本草纲目》中说："阿胶，大要只是补血与液，故能清肺益阴而治诸证。……成无己云：'阴不足者，补之以味，阿胶之甘，以补阴血。'"白芍养血调经，敛阴止汗，柔肝止痛，平抑肝阳。味苦、酸，性微寒。归肝、脾经。本品甘能养血和血，酸能敛阴柔肝，苦以泻肝抑阳，故常用治阴虚阳亢，血虚风动诸证。若治阴血亏虚、肝阳上亢所致眩晕耳鸣、面红目赤、急躁易怒等症，常配生地黄、川牛膝、代赭石、生牡蛎等药，滋阴养血，平肝潜阳，如《医学衷中参西录》镇肝熄风汤。临床上袁晖戊主任治疗心系疾病非常重视心肾之间的关系，病情复杂伴有心烦、热扰心神者，常黄连与阿胶配伍，认为对于此类患者须清心养血安神，心神得安则效倍。

第二节 分消走泄法

分消走泄法主要用于治疗湿热阻滞中焦之证，《素问·至真要大论》曰："热淫于内，治以咸寒，佐以甘苦，以酸收之，以苦发之；湿淫于内，治以苦热，佐以酸淡，以苦燥之，以淡泄之。"分消走泄法中的"消"与"泄"，为消除湿热之邪，使湿热之邪泄出体外；而"分"是因病位不同给湿热之邪以出路，"走"则是运用行气宣肺之品，使气行而湿热之邪走。临床上湿热之邪多偏重于中焦，而施辛开苦降之法，祛除湿热之邪，但中焦湿热之证又有湿重于热、热重于湿和湿热并重之别，因此临床上要辨"湿"与"热"的轻重来斟酌用药。临床症见心悸、胸痞满闷、心烦、舌体胖大、舌苔白腻或黄腻、脉濡滑或数。

分消走泄法适用于各类冠心病、心律失常、高血压、心力衰竭、失眠、神经官能症等证属湿热阻滞中焦之证。

【代表方剂】

半夏泻心汤（五泻心汤）（《伤寒论》），方剂组成：半夏、黄芩、干姜、人参、炙甘草、黄连、大枣。

黄连温胆汤（《六因条辨》），方剂组成：黄连、半夏、陈皮、茯苓、炙甘草、竹茹、枳实、生姜、大枣。

【核心药组】

半夏，黄连，黄芩，竹茹。

半夏燥湿化痰，降逆止呕，消痞散结。味辛性温；有毒。归脾、胃、肺经。本品辛开散结、化痰消痞。用于寒热互结，或湿热中阻，脾胃虚弱，心下痞满，常与黄连、干姜、人参等同用，如《伤寒论》半夏泻心汤。外治痈肿痰核。姜半夏多用于降逆止呕，法半夏多用于燥湿化痰。黄芩清热燥湿，泻火解毒，止血，安胎。味苦性寒。归肺、胃、胆、大肠经。本品苦寒，清热燥湿，能清肺、胃、胆及大肠经之湿热，尤善清中、上二焦湿热。用于湿温郁阻，气机不畅，胸脘痞闷，身热不扬，舌苔黄腻，湿热中阻，痞满呕吐，常与黄连、干姜、半夏等配伍，寒热并用，辛开苦降。竹茹清热化痰，除烦，止呕。味甘性微寒。归肺、胃、心、胆经。《药品化义》："竹茹，轻可去实，凉能去热，苦能降下，专清热痰，为宁神开郁佳品。"治胆热犯胃，痰热内扰之心烦不宁，失眠多梦，常与半夏、枳实、陈皮等配伍以理气化痰，清胆和胃。黄连见交通心肾法。临床上袁晖戍主任治疗心系疾病非常重视中焦气机变化，常因湿热之邪阻滞中焦，治以辛开苦降之法，配以宣肺之品或淡渗利湿给湿热之邪以出路，从汗或二便而走。病情复杂伴有心烦，热扰心神者，常配伍竹茹清热除烦，宁心安神。认为对于此类患者须清热宁心安神，热清心神得安则效倍。

第三章　实则泻之

第一节　血瘀则化之

活血化瘀法主要治疗淤血痹阻心脉之证。本病证患者一般多由于久病使心气虚或心阳虚，血液运化无力，心血瘀阻脉道所致。也可由于劳累受寒，或情绪激动，痰浊凝聚等诱发。本症多为本虚标实之证，本虚有气虚、阳虚；标实为血瘀、寒凝、痰浊、气滞，也可相兼为病，临床常见心悸怔忡，心胸疼痛剧烈，背痛引肩臂内侧，面目黧黑，肌肤甲错，唇、甲青紫，舌质晦暗，或有瘀点、瘀斑，脉细涩或结代等症状。

活血化瘀法适用于心律失常、扩张型心肌病、冠心病、风湿性心脏病、心肌炎、心衰等属淤血证。

【代表方剂】

桃仁红花煎（《陈素庵妇科补解》），方剂组成：桃仁、红花、丹参、川芎、当归、生地、香附、延胡索、赤芍、乳香、青皮。

血府逐瘀汤（《医林改错》），方剂组成：桃仁、红花、川芎、当归、生地、牛膝、桔梗、赤芍、枳壳、甘草、柴胡。

【核心药组】

红花，当归，桃仁，丹参，川芎，生地。

桃仁归心、肝、大肠经，入血分，祛瘀力强，用于瘀血、蓄血证，与红花、川芎常配伍使用。红花入心经，用于心腹瘀痛，取治血祛瘀，通畅血脉之功。丹参入心肝经活血祛瘀止痛，养血安神，为活血之要药，川芎活血行气、调畅气血，行血中气滞。"气为血帅，血为气母"，中医在遣方中，多将益气与活血化瘀法同时运用，组成"益气活血化瘀方"，再用生地、当归养血益阴，清热活血，使祛瘀不伤正，丹参、当归又具有活血补血之用，祛瘀血、生新血、调气机，化瘀生新。

第二节　火盛则清之

清火法主要治疗心火旺盛之证。本病证患者一般多由于情志郁结于心，气郁化火，或火热邪气内侵，或过食肥甘厚味和嗜食烟酒辛辣之物、过服温补的药物，久蕴化火所致。本症多为实证为痰、饮、火、瘀等阻滞，而多以痰火扰心最为常见。临床常见发热、口渴、心胸烦热、面红、夜不成眠、溲黄便干、灼热涩痛、舌尖红绛、苔黄，或口舌生疮腐烂，脉数有力，严重时可发展为吐血、衄血、狂躁不安、神志不清等症状。

清火法适用于高血压、心律失常、冠心病、心肌炎等属火盛之证。

【代表方剂】

黄连清心汤（《奇效良方》），方剂组成：黄连、连翘、栀子、黄芩、薄荷、大黄、芒硝、甘草、淡竹叶。

黄连温胆汤（《六因条辨》），方剂组成：黄连、半夏、竹茹、生姜、枳实、甘草、茯苓、陈皮。

【核心药组】

黄连，栀子，淡竹叶，甘草，生地黄。

黄连味苦，性寒，入心、肝、脾、胆、胃、大肠经，其功效为清热泻火，为清心火之要药，酒黄连善清上焦火热，常用于目赤口疮。现代药理研究表明，黄连中所含小檗碱可通过上调缺血心肌的蛋白激酶的浓度，并下调心肌细胞膜上的α型肾上腺素受体的数量，抑制血小板聚集，达到保护心肌细胞的作用。配伍苦寒之栀子通泻三焦，引火下行，常用于治疗温病高热、心火亢盛。淡竹叶为轻清入腑之品，以解上焦之热，体现"火郁发之"之义，生地黄凉心补阴，直入下焦，以培肾水之不足，肾水足，则心火自降，佐以甘草，下行缓木之急，使其攻伐不致太过。

第三节　寒凝则散之

寒凝则散之主要用于寒凝心脉之证，寒凝心脉多因寒邪内侵，或素体阳虚，阴寒内生致使经脉拘挛，血行不畅。临床症见心痛如绞甚则心痛彻背，多因天气寒冷而加重，胸闷气短，形寒肢冷，神疲乏力，舌质暗，舌苔白，脉沉紧或沉细。

临床适用于冠心病（心绞痛、心肌梗死）、心包炎、病毒性心肌炎等属寒凝血瘀之证。

【代表方剂】

枳实薤白桂枝汤（《金匮要略》），方剂组成：枳实、厚朴、薤白、桂枝、瓜蒌。

当归四逆散（《伤寒论》），方剂组成：当归、桂枝、芍药、细辛、炙甘草、通草、大枣。

丹参饮（《时方歌括》），方剂组成：丹参、檀香、砂仁。

【核心药组】

桂枝，薤白，三七，丹参。

桂枝发汗解肌，温通经脉，助阳化气，性温味辛甘，归心、肺、膀胱经。薤白通阳散结，行气导滞，性温味辛苦，归肺、胃、大肠经，《本草纲目》载其"治少阴病厥逆泄痢及胸痹刺痛，下气散血"。胸痹之病，若属寒凝，两药相合，寒凝得散。桂枝薤白二药亦为仲景枳实薤白桂枝汤的重要组成，此方为治疗胸痹心痛的经典代表方之一。三七化瘀止血，活血定痛，性温，味甘、微苦，《医学衷中参西录》认为三七化瘀血而不伤新血，为理血妙药。近年来，临床上以三七治疗冠心病心绞痛及脑血管病变取得了很好的疗效。丹参活血调经，凉血消痈，安神。性微寒味苦，归心、肝经，《本草备要》载其"味苦色赤，入心与包络，破宿血，生新血"，丹参因其疗效颇佳且活血不伤正而获得"一味丹参散，功同四物汤"的美誉。在临床中，袁晖成主任若见到证属寒凝心脉的胸痹心痛的患者，且疼痛剧烈，则在此基础上常常加入延胡索，取其活血行气止痛之功，且有标本兼顾之意，此用法正合《雷公炮炙论》延胡索治心痛欲死之说。

第四节　阳亢则抑之

阳亢则抑之主要治疗肝阳上亢之证。本病证为本虚标实之证，多由于过食辛辣或肥甘厚味，导致肝火上升，或脾气暴躁，情志不畅，致肝气郁结，或久病体虚引起肝肾阴虚。肝肾阴虚为发病的基础，水不涵木，阴不制阳，以致肝阳升腾，亢逆于上。临床常见心悸，眩晕，头目胀痛，眼睛干涩，面红目赤，失眠梦多，五心烦热，急躁易怒，腰膝酸软，舌红少津，脉弦有力或脉弦细等症状。

阳亢则抑之适用于高血压，冠心病，心律失常，失眠等。

【代表方剂】

天麻钩藤饮（《中医内科杂病证治新义》），方剂组成：天麻、钩藤、石决明、栀子、黄芩、川牛膝、杜仲、益母草、桑寄生、夜交藤、茯神。

驯龙汤（《医醇剩义》），方剂组成：钩藤、羚羊角、龙齿、珍珠母、菊花、生地、当归、白芍、薄荷、沉香、续断、独活、大枣。

【核心药组】

天麻，钩藤，石决明，川牛膝，杜仲，桑寄生，夜交藤。

天麻甘平，入足厥阴肝经，擅长平肝熄风，与钩藤合用熄风止痉，平肝潜阳，石决明味咸性寒质重，功能平肝潜阳，且能除热明目，与天麻、钩藤合用加强平肝熄风之力。牛膝，疏肝之性，直折亢阳，引血下行，导引利水，有利于肝阳之平降，杜仲、桑寄生滋补肾精，以治其本，"水生木，肾为肝之母"，亦有补肝血的效果；夜交藤，宁心安神，补足心气，防止心气损伤其母肝血，七药合用，共成平肝熄风，清热宁心，滋补肝肾，引血下行之功。

第五节　水饮则泻之

水饮则泄之主要治疗悬饮之证（水饮留于胸胁所产生的证候）。本病证多由内外二因所致，内因多为先天禀赋虚弱，脾胃阳虚，或暴饮暴食，饮食失节，七情损伤等伤及脾胃，脾失健运，致使水湿内停；外因多为风寒袭肺，饮邪流胁，肺失宣降，水液输布、运行、排泄障碍，水湿困脾，水湿内聚而成饮。临床常见咳嗽，呼吸困难，咳唾引痛，胸肋胀满，甚则隆起，舌苔薄苔白腻，脉沉弦或弦滑。

水饮则泄之适用于胸腔积液，结核病、肺炎等引起的渗出性胸膜炎，左心衰，低蛋白血症引起的漏出性胸腔积液以及脓胸、血胸等。

【代表方剂】

椒目瓜蒌汤（《医醇剩义》），方剂组成：椒目、瓜蒌、桑白皮、葶苈子、橘红、法半夏、茯苓、苏子、蒺藜、生姜。

桑苏桂苓汤（《医醇剩义》），方剂组成：桑白皮、苏子、桂枝、茯苓、泽泻、大腹皮、橘红、法半夏、杏仁、猪苓。

【核心药组】

桑白皮，葶苈子，法半夏，茯苓，泽泻，猪苓，橘红。

桑白皮性寒味苦，清降肺气，通调水道而利水，葶苈子性寒味苦，泻肺利气化饮，二者偏于利水之上源，治心之余还当治肺为要。茯苓健脾和胃，利水渗湿，渗湿以化痰饮，橘红利中气以和胃，醒脾化湿；法半夏燥湿化痰，二药均辛温性燥，制约寒凉诸药，法半夏、茯苓、橘红均能健脾，善除中焦水饮，功在实脾而杜绝生痰之源，泽泻、猪苓利水消肿，渗湿泄热，符合"其下者引而竭之"及"病痰饮者当以温药和之"的原则，二药专攻下焦水饮，七药合用，泄其三焦水饮。

论之卷

第一章 心血管常病

第一节 高血压

高血压病是心内科常见疾病之一。近年来高血压患病率呈渐增趋势，并且年轻化，主要与遗传因素及生活方式不当等因素有关。高血压分为原发性高血压与继发性高血压，在临床中多见原发性高血压，不同时间三次血压均高于140/90 mmHg，即可诊断为高血压。患高血压多年一般会在一定程度上改变心脏结构造成心室肥厚、心脏舒张功能减低、心脏电生理改变，出现心律失常，房早、室早，心肌供血不足症状，胸闷、心慌、头晕、气短乏力等甚至心力衰竭；另外，多年高血压患者往往会出现头晕、头痛，甚则脑梗死或脑出血、蛛网膜下腔出血；蛋白尿、肾功能不全等各种并发症，严重影响患者预后及生活质量。在跟袁晖戌老师学习的过程中，老师时刻提醒我们关注患者血压，根据患者年龄、性别、基础病情况为其制定降压方案，严格预防其并发症的发生或延缓其进一步发展。

高血压病及高血压合并症属于中医脑系病症"头痛""眩晕""中风"、心系病症"不寐""心悸""喘证"范畴，病因可见于外感邪气、情志不遂、饮食劳倦、禀赋不足、生活方式不当、久病失养；病机有寒凝经络、气滞血瘀、肝阳上亢、痰浊上逆、肝肾阴虚、阴虚火旺、气虚血虚、肾精不足；治法有宣散寒气，疏肝理气，清肝泻火，平肝潜阳，健脾化痰，滋阴清热，补气养血，养心安神，补肾纳气，方用四逆散、逍遥散、天麻钩藤饮、镇肝熄风汤、半夏白术天麻汤、地黄汤类、人参养荣汤加减。

多数患者并不是单一病种，袁师看病完全体现了16字真诀"由病取证，由证定法，由法制方，随症加减"，将患者主症与兼症拿捏得步步到位，值得我们深刻体会，下举案例说明：

案例1

丁某，女，61岁。

主诉：阵发性头晕10年，加重3天。

初诊（2014 年 3 月 11 日）

伴头痛、胸闷、气短、心悸、活动后喘促加重，耳鸣如雷，少寐多梦，二便正常，舌质淡紫，苔白，脉弦。Bp：150/95 mmHg。

辅助检查：心电：ST 段改变；心超：主动脉瓣钙化，主动脉瓣流速增快，二尖瓣返流，左室舒张功能降低；胸片：双肺纹理增强，主动脉突出伴钙化。

中医诊断：眩晕（肝阳上亢）。

西医诊断：①高血压病；②冠心病。

治以平肝潜阳、活血化瘀为治则，方用天麻钩藤饮加减。

处方：天麻 10g，钩藤 20g，茯苓 20g，白术 20g，陈皮 20g，远志 20g，酸枣仁 20g，合欢皮 20g，牡蛎 20g，甘草 20g，川芎 20g，龙骨 20g，夜交藤 20g，黄芩 10g，怀牛膝 20g，珍珠母 20g，鸡内金 20g，鸡血藤 20g。

7 剂，日 1 剂，水煎 300mL，早晚各一次空腹温服。

二诊（2014 年 3 月 18 日）

患者头晕症状减轻，头痛消失，偶有胸闷、心悸、气短，活动后喘促。一天前出现咽痛、咳嗽。查体：咽后壁充血。Bp：140/90 mmHg。

上方加黄连 10g，栀子 10g，金银花 20g，连翘 20g，板蓝根 20g，射干 15g，清热解毒，凉血利咽。

4 剂，日 1 剂，水煎 300mL，早晚各一次空腹温服。

三诊（2014 年 3 月 22 日）：患者咽痛、咳嗽减轻，无明显喘息、气促，头晕症状好转，睡眠尚可，舌质暗，苔白，脉弦。Bp：130/85mmHg。

处方：天麻 10g，钩藤 20g，茯苓 20g，白术 20g，陈皮 20g，远志 20g，酸枣仁 20g，合欢皮 20g，牡蛎 20g，甘草 20g，川芎 20g，龙骨 20g，夜交藤 20g，黄芩 10g，怀牛膝 20g，珍珠母 20g，鸡内金 20g，鸡血藤 20g，双花 20g，连翘 20g，桔梗 20g。

7 剂，日 1 剂，水煎 300mL，早晚各一次空腹温服。

随诊患者咽炎痊愈，头晕症状消失，血压正常。

按：《素问·至真要大论》："诸风掉眩，皆属于肝。"《素问·六元正纪大论》："木郁之发……甚则耳鸣，眩转。"该患者忧郁恼怒太过，肝失条达，肝气郁结，气郁化火，肝阴耗伤，风阳易动，上扰头目，发为眩晕。肝乃风木之脏，其性主动主升，肝气瘀滞，气机阻滞，血行不畅，淤血阻窍"不通则痛"也可见头痛，舌质淡紫，苔白，脉弦，均为肝阳上亢兼有血瘀之象。遂以平肝潜阳，滋养肝肾，活血化瘀为治则，方用天麻钩藤饮加减。方中天麻、钩藤平肝熄风，止眩晕；眩晕病因实者为风火痰淤扰乱清空，肝气郁滞，木郁易克脾土，脾失健运生湿，湿聚成痰，"见肝之病，治肝传脾，当先实脾"，茯苓、白术健脾化痰是未病先防；佐远志、酸枣仁、龙骨、牡蛎、合欢皮、夜交藤养心镇静安神，川牛膝引血下行，鸡血藤活血行气。二诊患者突感外邪，为风热犯表，热郁咽喉，加清热解毒、凉血利咽之品。表里同治，合而成方，病乃愈。

案例2

靳某，女，60岁。

主诉：反复头晕1月有余。

初诊（2013年7月1日）

反复头晕1月有余，伴阵作胁痛。口干口苦，大便时干时稀，有家族性高血压史，平素血压150/90 mmHg，口服维尔亚等，自诉血压基本维持在正常水平，当有情绪波动时出现血压升高。舌暗红，苔黄腻，脉弦滑。血压140/90mmHg。

辅助检查：心脏彩超示，左室肥厚，二尖瓣少量血液返流。

中医诊断：眩晕（肝阳上亢、痰湿中阻）。

西医诊断：高血压病。

治法：平肝潜阳，清肝泻火，健脾化痰。

方拟天麻钩藤饮、半夏白术天麻汤加减。

处方：天麻10g，钩藤10g，石决明20g，杜仲20g，寄生20g，牛膝20g，栀子10g，黄芩10g，菊花10g，半夏10g，陈皮20g，白术20g，茯苓20g。

7剂，水煎服，日1剂。忌辛辣油腻。

二诊（2013年7月9日）

口干口苦好转，血压仍有波动，睡眠欠佳，梦多。舌暗，苔白腻，脉弦。血压130/85 mmHg。

上方加远志20g、枣仁20g、合欢皮20g、夜交藤20g。

养心安神。7剂，水煎服，日1剂。

三诊（2013 年 7 月 18 日）

症状明显好转。效不更方，继服 7 剂。

随诊无不适。

按：《素问·至真要大论》云："诸风掉眩，皆属于肝。"《丹溪心法·头眩》中则强调"无痰则不作眩"。素体肝郁，肝阳上亢，肝郁久之乘脾，脾失健运，而见痰浊中阻。本案患者既有头晕、胁痛、口干口苦、苔黄、脉弦等肝阳上亢之象，又有苔黄腻、大便时干时稀等痰湿中阻之象；选用天麻钩藤饮、半夏白术天麻汤加减治以平肝潜阳、清肝泻火，健脾化痰。方中天麻、石决明、钩藤平肝潜阳熄风；牛膝、杜仲、桑寄生补益肝肾；黄芩、栀子、菊花清肝泻火；半夏、陈皮健脾燥湿化痰；白术、茯苓健脾益气化湿。二诊睡眠欠佳，肝郁气滞，肝失藏血，血不能濡养神窍，神窍失养故失眠，加以养心安神之品。诸药合用，共奏奇效。

案例 3

郑某，女，56 岁。

主诉：失眠、多梦 1 年，近日加重。

初诊（2014 年 1 月 6 日）

失眠多梦，手足心热，舌面疼痛，浮肿，大便干。舌尖红，少苔，脉弦，尺无力。Bp：140/100 mmHg。高血压病 15 年。

中医诊断：不寐（阴虚火旺）。

西医诊断：高血压病。

遂以滋阴清热，养心安神为治则，方用知柏地黄丸加减。

处方：知母 10g，黄柏 10g，生地 20g，山药 20g，山茱萸 20g，茯苓 20g，牡丹皮 10g，泽泻 10g，远志 20g，酸枣仁 20g，合欢皮 20g，夜交藤 20g，龙骨 20g，牡蛎 20g，栀子 10g，天麻 10g，钩藤 20g，川牛膝 20g，石决明 20g，珍珠母 20g。

7 剂，水煎服，日 1 剂。

二诊（2014 年 1 月 13 日）

舌面疼痛消失，可入寐但寐不实，多梦，大便干，手足心热，下肢浮肿，舌质暗，少苔，脉弦，尺无力。

处方：上方加焦槟榔 20g，莱菔子 20g，行气消滞；人参 10g，麦门冬 20g，五味子 15g，赤芍 15g，益气养阴生津，凉血活血。

7 剂，水煎服，日 1 剂。

三诊（2014 年 1 月 20 日）

入睡困难，睡眠时间和睡眠质量尚可，口干，夜间喜饮水，大便干好转，浮肿消失，少苔，脉弦，尺无力。

处方：原方加熟地 20g，乌梅 10g，补血养阴，益精血。

15 剂，水煎服，日 1 剂。

四诊（2014 年 2 月 5 日）

大便稀，口干减轻，睡眠尚可，无手足心热，舌质淡红，苔薄白，脉弦。

生地 20g，山药 20g，山茱萸 20g，茯苓 20g，牡丹皮 10g，泽泻 10g，远志 20g，酸枣仁 20g，合欢皮 20g，龙骨 20g，牡蛎 20g，天麻 10g，钩藤 20g，石决明 20g，珍珠母 20g，川牛膝 20g。

15 剂，水煎服，日 1 剂。

随诊患者状态良好。

按：患者中年女性，平素保养不当，肾气衰少，阴衰于下，不能上奉于心，水火不济，心火独亢，"心藏神""心者，君主之官，神明出焉"，火盛神动，心肾失交而神志不宁见失眠多梦；阴虚则内热，虚火内扰则五心烦热；舌为心之苗，心火旺盛故见舌尖红、舌面疼痛；阴精亏少则少苔。遂以滋阴降火，养心安神为治则，方用知柏地黄丸加减。方中生地滋阴凉血；知母、黄柏养阴生津清热，清热而不伤阴；山药双补脾肾，既补肾固精，又补脾，以助后天生化之源；山茱萸补养肝肾涩精；茯苓健脾；牡丹皮清泄相火；泽泻利湿泄浊；补泻兼施，泄浊有利于生津，降火有利于养阴，诸药合力滋补肾之阴精而降相火，即王冰所谓"壮水之主，以制阳光"。远志、酸枣仁、合欢皮、夜交藤、龙骨、牡蛎、珍珠母养心镇静安神；天麻、钩藤、石决明平肝潜阳；栀子清心火而除烦；川牛膝引血下行。槟榔、莱菔子行气导滞，使实热从魄门而出；人参、麦门冬、五味子、赤芍、乌梅、熟地益气养阴凉血；健脾益气使后天脾气充足，补后天而实先天。阴精盛，虚火消，阴平阳秘，机体康复。

案例4

张某，女，47岁。

主诉：活动心悸1月有余。

初诊（2013年5月3日）

心悸，动即出现，睡眠差，烦躁，腹胀，大便一日一行，舌质淡红，中间有裂纹，苔薄白，脉弦滑。血压160/90mmHg。高血压病史1年。

辅助检查：心超示左室肥厚，二、三尖瓣反流，左室舒张功能减低。运动平板（+）。

中医诊断：心悸（气滞血瘀）。

西医诊断：高血压性心脏病。

治法：疏肝理气，方用逍遥散加减。

处方：当归15g，白芍10g，茯苓20g，白术20g，柴胡15g，黄芩10g，陈皮15g，青皮10g，川楝子10g，龙骨20g，牡蛎20g，远志20g，酸枣仁20g，川牛膝15g，天麻10g，钩藤20g。

7剂，水煎服，日1剂。

二诊（2013年5月16日）

活动时心悸减轻，睡眠好转，腹胀消失，舌质淡紫，中间有裂纹，苔薄白，脉弦。血压140/95mmHg。

处方：上方加合欢皮20g，夜交藤20g，熟地15g，人参10g，鸡内金15g，补气养血安神。

7剂，水煎服，日1剂。

随诊患者情况良好，嘱其平素注意调节情志。

按：肝主疏泄，调畅气机，"肝者，将军之官，谋虑出焉"。患者平素情志不遂，郁怒伤肝，"怒则气上"，肝郁化火，火逆于上，动撼心神则心悸、烦躁、睡眠差；肝性喜条达，恶抑郁，为藏血之脏，体阴而用阳。情志不畅，肝失条达，肝失柔和，肝郁血虚，动则气耗，气血虚则活动后心悸即出现；气机阻滞，阻滞中焦则腹胀；脉弦滑为肝气郁滞化热之征。以疏肝理气为治则，方用逍遥散加减。方中当归养血和血；白芍柔肝缓急；茯苓、白术健脾益气，"见肝之病，知肝传脾，当先实脾"；柴胡、陈皮、青皮、川楝子疏肝理气，行气化滞；龙骨、牡蛎、远志、酸枣仁镇静安神；川牛膝引血下行；天麻、钩藤平肝潜阳降压；黄芩清热除烦、与柴胡合用清肝疏肝走少阳。二诊患者症状减轻，睡眠有好转，烦躁减轻，增加养心安神的合欢皮、夜交藤，神安有利于肝之疏泄，平抑肝阳；人参、熟地、内金补气养阴血，"体阴而用阳"。

案例 5

刘某，男，75 岁。

主诉：胸闷，动则喘促 2 年。

初诊（2012 年 7 月 24 日）

患者主诉胸闷，气短乏力，动则喘促，伴头晕，咳嗽，痰多，寐不实，嗜睡，夜尿 2~3 次，大便 3~4 日一行，便时无力。舌质紫暗，苔薄白，脉弦滑。

辅助检查：心超：左心增大，右室增大，左室舒张功能降低，肺高压（轻度），主动脉瓣钙化，三尖瓣返流。尿常规：尿蛋白（±）。肺片示：双肺纹理增强。超声：肝囊肿，肝大，脂肪肝，胆囊炎。脑 CT 示：脑梗，脑萎缩。24 小时心电：室早 2 628 次/24 小时，阵发房速 12 阵，室早，二联 12 阵，三联 14 阵。

中医诊断：喘证（肾不纳气）。

西医诊断：高血压性心脏病，脑梗。

治以补肾纳气，方用六味地黄丸加减收显效。

处方：生地黄 20g，山药 20g，山茱萸 20g，泽泻 10g，茯苓 20g，白术 20g，牡丹皮 10g，葶苈子 15g，柴胡 20g，陈皮 20g，枸杞子 20g，菊花 20g，全蝎 10g，川芎 20g，人参 20g，黄芪 50g，菟丝子 20g，怀牛膝 20g。7 剂，水煎服。

二诊（2012 年 7 月 31 日）

服前方后诸症稍有减轻，但出现下肢用力时震颤，麻木，夜尿未减少，舌质淡紫，苔白腻，脉沉。血压 120/80mmHg。考虑上方滋肾可碍脾，导致脾气受损，气血生化乏源，气血不足，肌肉失养而发震颤。

处方：上方加苍术 20g，神曲 20g，麦芽 20g，鸡内金 20g，熟地黄 20g，远志 20g，酸枣仁 20g。7 剂，水煎服。

三诊（2012 年 8 月 6 日）

震颤消失，胸闷，气短减轻，有时下肢仍麻木，考虑病久体虚，需慢慢调养，将调肝理脾补肾之药制成膏方。

处方：苍术 200g，神曲 200g，麦芽 200g，鸡内金 200g，熟地黄 200g，远志 200g，酸枣仁 200g，茯苓 200g，白术 200g，柴胡 200g，陈皮 150g，天麻 150g，钩藤 150g，牛膝 150g，全蝎 100g，人参 250g，黄芪 300g，葶苈子 100g，川芎 150g，龙骨 200g，牡蛎 200g，合欢皮 200g，夜交藤 200g，黄芩 100g，阿胶 300g，鹿角胶 200g，制膏。

四诊（2012 年 9 月 27 日）

多汗，震颤消失。偶发心前区疼痛，喘促明显减轻，大便 2 日 1 行，夜尿 1~2 次，舌质淡，苔薄白，脉弦。心阳气不足，故在保留上方大部分的基础上，更加通阳行气温中止痛之药。

处方：桂枝 200g，薤白 200g，神曲 200g，麦芽 200g，鸡内金 200g，熟地黄 200g，远志 200g，酸枣仁 200g，茯苓 200g，黄芪 300g，龙骨 200g，牡蛎 200g，全蝎 100g，人参 250g，合欢皮 200g，夜交藤 200g，葶苈子 100g，白术 200g，怀牛膝 200g，钩藤 150g，陈皮 150g，檀香 50g，甘草 200g，阿胶 200g，鹿角胶 300g，制膏。

随诊患者无明显不适症状。

按：患者年老体弱，加之久病体虚，日久肾气更伤，肾虚摄纳无权，气浮于上，故出现胸闷，气短，动则喘促。肾主纳气，肺司呼吸，"肺为气之主，肾为气之根"，肾气久虚，肺气不足，肺肾出纳失常，故患者咳嗽痰多。气虚推动无力则便秘。肾失摄纳，故夜尿多。"气为血之帅，血为气之母"，气虚必然导致血行缓慢，气血瘀滞故舌质紫暗。故一诊方用六味地黄丸加减，生地黄、山药、山茱萸补养肝脾肾三阴，泽泻、牡丹皮、茯苓清虚热、泻湿浊。全蝎、川芎活血以祛气血瘀滞。白术、黄芪、人参健脾补气，菟丝子、怀牛膝以补肾益精。二诊考虑上方用药滋腻，滋肾碍脾，导致脾气受损，气血生化乏源，气血不足，不能濡养四肢故见肢体震颤，加苍术以健脾运湿，神曲、麦芽、鸡内金健脾和胃。脾气虚弱，气血不足，心神失养，加远志、酸枣仁养心安神。考虑病人年老体弱，肝脾肾俱虚的病因，故三诊四诊制膏方调理肝脾肾，以收补肾纳气，健脾和胃，养心安神之效，后随诊患者恢复状况良好，无明显不适症状。

案例 6

徐某，男，32 岁。

主诉：发作性左胸痛 7 天。

初诊（2013 年 3 月 11 日）

有高血压家族史。血压增高 1 年余，未治疗，反复出现头晕、头痛，面红。7 天前出现左胸痛，呈发作性，可向背部放射，发作时伴有心悸、胸闷。起因为饮酒及劳累过度。该患者平素多汗、早泄、多梦、打鼾，大便经常稀溏，舌质暗，苔薄白，脉弦细、尺无力。Bp：150/90 mmHg。

辅助检查：心电：完全右束支传导阻滞。心电图踏车负荷试验（＋）。心超：左室壁增厚 14mm，左室舒张内径 51mm，室壁运动不协调。超声：脂肪肝，肝右叶钙化灶，胆囊壁毛糙，双侧颈动脉未见异常。尿酸 604 mmol/L，甘油三酯 2.79 mmol/L。

中医诊断：胸痹（阴虚阳亢）。

西医诊断：①高血压性心脏病；②高尿酸血症；③高甘油三酯血症。

治法：滋阴潜阳，养心安神。

方拟知柏地黄汤、天麻钩藤饮加减。

处方：生地黄 20g，山药 20g，山茱萸 20g，牡丹皮 10g，龙骨 20g，泽泻 10g，茯苓 20g，远志 20g，酸枣仁 20g，合欢皮 20，夜交藤 20g，柴胡 15g，陈皮 20g，天麻 10g，钩藤 25g，牡蛎 20g，薏苡仁 20g，鸡内金 20g，枸杞子 20g，菊花 20g，川牛膝 15g。

10 剂，水煎服，日 1 剂。

嘱其忌生冷油腻之品。

二诊（2013 年 3 月 21 日）

胸痛消失，大便一日三次，不成形，舌质暗，苔薄白，脉弦。Bp：140/90 mmHg。

脾不健运，水湿内生，下注大肠故出现便溏。加扁豆 20g，神曲 20g，7 剂，水煎服，日 1 剂。

三诊（2013 年 4 月 11 日）

心悸、胸闷、气短减轻，余症消失，舌质暗，苔白腻，Bp：130/80 mmHg。

上方加怀牛膝 20g，菟丝子 20g，培补肝肾，7 剂，水煎服，日 1 剂。

随诊（2013 年 6 月 7 日）4 月 19 日停药至今血压一直正常，无不适。

按：青年高血压性心脏病多为先天不足，后天失养所致。本例病人先天肾精亏虚，加之后天调养不当，长期多汗、腹泻，更伤阴津，日久阴不敛阳，阳气升而不降，气机逆乱，不循常道，心脉失养，痹阻经脉而发病。肾阴亏虚，则不能濡养五脏之阴，不能上济于心，因而心火旺盛，致心阴耗伤，心脉失于濡养，而致心悸；此患者亦有面红、头痛等肝阳亢盛之征，本病属虚实夹杂之症，以虚为主。故治以滋阴潜阳，养心安神，同时不忘调补后天有益补助先天。首选知柏地黄汤合天麻钩藤汤加减治疗。方中六味补肝肾之阴；佐以远志、枣仁、合欢皮、夜交藤养心安神；薏苡仁、鸡内金健脾渗湿，醒发脾气，使气血生化有源，正气充盛；枸杞子、菊花滋阴清热；川牛膝引热下行，使亢阳平降，肝风自熄。服药后，便稀不成形，考虑滋阴碍脾，故二诊加扁豆、神曲健脾去湿。三诊加怀牛膝、菟丝子补益肝肾。后随诊病人痊愈。

案例 7

赵某，男，39 岁。

主诉：头痛伴右手麻木一周。

初诊（2012 年 10 月 30 日）

该患者无诱因，出现头痛伴右手麻木一周。颈部活动时有声响，同时伴有疼痛，平素多梦，口苦，颜面易潮红，有热感，平素情绪激动时头晕头胀，舌质暗，苔薄白，脉弦。患者高血压病史 5 年，血压：160/90 mmHg。曾服用吲达帕胺、左旋氨氯地平降压。

辅助检查：颈 CT 示：C3、4 间盘突出，C3、4、5、6、7 椎体退变，C6、7 中央管扩张。血流变：异常。

中医诊断：头痛（肝阳上亢）。

西医诊断：高血压病。

治法：平肝潜阳，滋养肝肾。

方拟天麻钩藤饮加减。

处方：天麻 10g，钩藤 20g，葛根 20g，川芎 20g，茯苓 20g，白术 20g，柴胡 20g，牛膝 10g，龙骨 20g，牡蛎 20g，远志 20g，酸枣仁 20g，合欢皮 20g，夜交藤 20g，鸡内金 20g，全蝎 20g。

7 剂，水煎服，日 1 剂。

嘱其忌浓茶、咖啡、啤酒、白酒，保证休息，避免情绪波动。

二诊（2012 年 11 月 7 日）

麻木感减轻，头痛减轻，血压 120/85 mmHg，舌质暗红，苔薄白，脉弦。效不更方，7 剂，水煎服，日 1 剂。

三诊（2012 年 11 月 19 日）

自觉腰痛，夜尿 2 次，舌质淡红，苔薄白，脉弦。故佐以益肝肾健脾强腰膝之品。

处方：上方加神曲 20g，麦芽 20g，川续断 20g，桑寄生 20g，怀牛膝 20g，7 付，水煎服，日 1 剂。

四诊（2012 年 12 月 12 日）

颈腰仍有疼痛，手足麻木，夜尿 0~1 次。血压 130/90 mmHg，舌质暗红，苔薄白，脉弦，此为肝失条达，气滞血瘀，气血运行失常，四肢失于温养而手足麻木。加活血通阳之药，原方加桂枝 20g，桑枝 20g，全蝎 5g，14 剂，水煎服，日 1 剂。

五诊（2013 年 6 月 7 日）：服药后手足麻木消失，已停用降压药 3 个月，血压一直正常。近日出现心前区刺痛，伴心悸，舌质淡红，苔薄白，脉沉。查运动平板：（±）。考虑为气血瘀滞，脉络不通，心脉闭阻。拟养血活血安神之法。

处方：当归 20g，白芍 20g，茯苓 20g，白术 20g，柴胡 20g，远志 20g，酸枣仁 20g，龙骨 20g，牡蛎 20g，全蝎 5g，合欢皮 20g，夜交藤 20g，珍珠母 20g，牛膝 20g，鸡内金 20g，7 剂，水煎服，日 1 剂。

随诊：患者无明显不适症状。

按：中医认为，高血压病是由于肝阳上亢，上扰清窍所致，"诸风掉眩，皆属于肝"，肝体不足，肝用有余，风阳循经上扰，故头痛，多梦，颜面潮红；肝失条达，气滞血瘀，经络受阻致手足麻木。综上所述，一诊以天麻钩藤饮加减。

以收平肝潜阳之效。方中以天麻、钩藤平肝潜阳熄风；牛膝补益肝肾；夜交藤宁心安神。龙骨、牡蛎、全蝎镇肝熄风止痉。又据《金匮要略》记载："夫治未病者，见肝之病，知肝传脾，当先实脾。"而脾主肌肉四肢，为改善四肢麻木，故加入茯苓健脾，远志、酸枣仁养血安神。三诊诸症减轻，肝阴不足，久而及肾故见腰痛，酌加补益肝肾强腰膝之品川续断、桑寄生、怀牛膝，佐以神曲、麦芽健脾益气。四诊由于肝失条达，气血瘀滞，经络失养，四肢失于温养故手足麻木。加活血通阳之药而愈。五诊停药半年后出现心前区疼痛，为气血瘀滞，故拟养血活血安神之法而治之，后获痊愈。

案例 8

姜某，男，38 岁。

主诉：头晕，颈部不适 15 年，加重 3 天。

初诊（2023 年 4 月 24 日）

患者 15 年前无明显诱因出现头晕，颈部不适，无一过性晕厥，无肢体活动障碍，未予重视，未就医治疗，3 天前上述症状加重，患者现头晕，颈部不适，偶有呃逆，胃部偶有绞痛，心悸，饮食正常，大便不成形，小便正常，睡眠不佳，舌体胖大，舌红苔薄白，脉滑，体温 36.6℃，脉搏 119 次/分，呼吸 18 次/分，血压 164/110 mmHg。

辅助检查（2023 年 4 月 24 日）：头 CT 检查报告：未见明显异常。心脏彩超检查报告：左室壁略增厚，主动脉瓣反流（少量），二尖瓣反流（少量），左室舒张功能减低，结合临床。颈动脉彩超报告：双侧颈动脉未见明显异常。

中医诊断：眩晕（痰湿中阻）。

西医诊断：高血压病。

治法：平肝潜阳、祛湿化痰。

方拟天麻钩藤饮、荷术汤加减。

处方：天麻 10g，钩藤 20g，川牛膝 10g，龙骨 20g，牡蛎 20g，麸炒白术 20g，茯苓 20g，罗布麻叶 20g，麸炒薏苡仁 20g，麸炒苍术 10g，炒酸枣仁 15g，陈皮 10g，珍珠母 20g，荷叶 20g，蜜远志 20g，炒白扁豆 20g，黄连片 5g，炒鸡内金 20g，葛根 20g，川芎 20g，全蝎 5g，黄芩片 10g，醋北柴胡 10g，麸炒芡实 20g，黄芪 30g，7 剂水煎服，日 1 剂。忌辛辣油腻。

二诊（2023 年 5 月 4 日）

头晕、颈部不适改善，饮食正常，大便稍成形，小便正常，睡眠改善。血压 135/90 mmHg，仍有波动。

处置：中药汤剂上方中酌加半夏 10g，以增祛湿之功。

14 剂，水煎服，日 1 剂。忌辛辣油腻。

随诊：患者血压平稳，无头痛，大便成形。

按：患者，38 岁，男，嗜酒肥甘，饥饱劳倦，伤于脾胃，健运失司，水谷不化精微，聚湿生痰，痰湿中阻，清阳不升、浊阴不降发为眩晕；痰浊中组，气机不利则胸闷、恶心；脾阳不振则少食多寐；舌体胖大，舌红苔薄白，脉滑为痰浊中阻之象。以平肝潜阳、祛湿化痰为治则，方拟天麻钩藤饮、荷术汤加减。苍术、白术健脾燥湿，且白术补脾胃，助运化利尿，祛痰湿，善补后天之本，是常用健脾补气之要药。茯苓、薏苡仁、芡实、白扁豆利水渗湿，兼有健脾之功，肥胖者因痰湿日久，多郁而化火，导致湿热流连，迁延不愈，故利湿同时应当配以清热之品，黄芩清热燥湿，醋北柴胡具有清热之功，黄芪补气利水，牛膝引热下行，使水湿瘀浊从小便排出，天麻、石决明、钩藤平肝潜阳，熄风定眩。

案例 9

王某，男，43 岁。

主诉：头晕耳鸣 1 年。

初诊（2023 年 4 月 24 日）

患者 1 年前无明显诱因出现头晕、头重，胸闷，恶心、无呕吐，无一过性晕厥，无肢体活动障碍，自测血压 160/100 mmHg，未予重视，未就医治疗，症状未见改善。既往脂肪肝病史 1 年，1 年前颅脑 CT 查出腔隙性脑梗死。病程中患者头晕，倦怠乏力，偶有胸闷，咳嗽气短，食少纳呆，夜寐尚可，二便正常。体温 36.2℃，脉搏 88 次/分，呼吸 18 次/分，血压 145/90 mmHg。

辅助检查（2023 年 2 月 27 日）：生化检验报告：天门冬氨酸氨基转移酶 48.30 U/L↑，丙氨酸氨基转移酶 45.90 U/L↑，谷氨酰转肽酶 80.90 U/L↑，胆碱酯酶 12 132.00 U/L↑，尿酸 533.60 μmol/L↑，胱抑素 C 1.62 mg/L↑，葡萄糖

7.0 mmol/L↑，甘油三酯 4.42 mmol/L↑，高密度胆固醇 0.85 mmol/L↓。2023 年 3 月 2 日的彩超检查报告：双侧颈动脉内膜不光滑伴斑块形成，心脏彩超检查报告：主动脉瓣钙化，主动脉瓣反流（少量），左室舒张功能减低，结合临床。肺 CT 检查报告：考虑双肺间质性改变。右肺中叶及左肺上叶斑索。右肺多发实性及磨玻璃小结节，建议随诊复查。双侧胸膜增厚。提示：肝内弥漫性病变。

中医诊断：眩晕，痰浊中阻证。

西医诊断：高血压病 3 级（极高危）。

治法：平肝潜阳、化痰祛湿。给予天麻钩藤饮加减。

处方：天麻 10g，钩藤 20g，石决明 20g，炒决明子 15g，川牛膝 10g，盐杜仲 10g，槲寄生 10g，清半夏 15g，白术 20g，陈皮 10g，醋北柴胡 15g，菖蒲 10g，夏枯草 15g。7 剂，日 1 剂，水煎服 300mL，分早晚各一次口服。

二诊（2023 年 5 月 1 日）

眩晕乏力改善，偶有胸闷气短，饮食尚可，夜寐尚可，大便黏腻，小便正常体温 36.6℃，脉搏 82 次/分，呼吸 18 次/分，血压 135/85 mmHg。血压平稳。于上方中酌加祛湿健脾之药：荷叶 10g，黄芩片 10g，麸炒薏苡仁 20g，7 剂，日 1 剂，水煎服 300 mL，分早晚各一次口服。

按：《素问·至真要大论》说："诸风掉眩，皆属于肝"，王叔和认为"病先发于肝者，头目眩，胁痛，支满"。患者素体阳盛，肝阳上亢，忧郁恼怒、气郁化火，使肝阴暗耗，风阳升动，上扰清空，发为头晕，阳盛日久煎熬津液，常于化火，方用天麻钩藤饮加减。本方为平肝降逆之剂，以天麻、钩藤、生决明平肝祛风降逆为主，辅以清降之柴胡、夏枯草，活血之牛膝，滋补肝肾之桑寄生、杜仲等，滋肾平肝之逆；并辅以半夏、白术、石菖蒲，健脾和胃。

案例 10

彭某，男，36 岁，体重 95kg。

主诉：头晕头胀心悸胸闷气短 1 个多月。

初诊（2023 年 3 月 12 日）

1 月前劳累后出现头晕，头胀，心悸，胸闷，气短，恶心，急躁易怒，口干口苦，睡眠欠佳，舌淡红，苔黄，脉沉弦。心电左舒降低，ST-T 改变。检查：二尖瓣反流（少量），左室顺应性减低。肌钙蛋白正常。谷丙转氨酶 61 偏高。双肺索条影。血红蛋白浓度 163 偏高，血小板分布宽度 9.3 偏低。

中医诊断：眩晕（肝阳上亢）。

西医诊断：高血压病 3 级高危。

治则：中医予治疗原则平肝潜阳。

予以天麻钩藤饮加减。

处方：天麻 10g，钩藤 20g，川牛膝 15g，龙骨 20g，牡蛎 20g，菊花 20g，黄芩 10g，醋柴胡 10g，远志 20g，枣仁 15g，珍珠母 20g，夜交藤 20g，鸡内金 20g，郁金 10g，草决明 20g，生山楂 20g，姜黄 10g，荷叶 20g，陈皮 10g，丹参 20g。

7 剂，日 1 剂，水煎服 300 mL，分早、晚两次口服。

二诊（2023 年 3 月 26 日）

诸症减轻，血压正常。舌质红，苔薄黄。原方 14 剂继续治疗。

按：眩晕病在脑窍，但与肝、脾、肾三脏功能失调密切相关。患者头晕兼见头胀痛、急躁易怒、口干口苦、眠欠佳符合肝阳上亢，本案主要病机属于《素问玄机原·五运主病》所言的"风火皆属阳，多为兼化，阳主乎动，两动相搏，则为之旋转"。宜平肝潜阳，清热活血通络，可予天麻钩藤饮加减治疗。方中天麻平肝息风，钩藤清肝热，息风止痉，石决明平肝潜阳，醋柴胡、黄芩清热泻火，使肝经之热不致上扰，珍珠母、夜交藤养血安神，丹参活血通络，"气行则血行"，辅以陈皮、姜黄健脾和胃，荷叶、山楂健脾祛湿，龙骨、牡蛎宁心安神。

案例 11

王某，男，78 岁。

主诉：阵发性头晕伴头昏沉 4 个月。

初诊（2023 年 3 月 3 日）

现病史：患者 4 个月前无明显诱因出现头晕，头昏沉，未予重视，自行口服安内真、倍他乐克、拜阿司匹林、金纳多，症状缓未见改善，今为求进一步中西医结合治疗来我院。门诊检查：心电图示：完全性右束支传导阻滞，以"高血压"收入院。患者现头晕，头昏沉，口干口苦，恶寒，偶心悸，偶反酸，手足心热，饮食正常，食凉后腹泻，少寐多梦，大便正常，夜尿 2~3 次。中医诊查情况：神志清楚，表情正常，形体适中，体位自如，声音正常，气息均匀，舌质红，有裂纹，苔少，脉弦。

既往史：既往高血压 3 年，最高血压 180/90 mmHg，现口服安内真、倍他乐克 50 mg，血压控制不佳。

查体：双肺呼吸音清，未闻及啰音。心界不大，心率：65 次/分，心律齐，心音正常，各瓣膜听诊区未闻及病理性杂音。腹软，无压痛、无反跳痛及无肌紧张，肝脾肋缘下未及，双下肢无水肿。病理反射未引出，生理反射存在。辅助检查：（2023 年 3 月 1 日，本院门诊）心电图：完全性右束支传导阻滞；2023 年 3 月 2 日，临检检验报告：超敏 C 反应蛋白 3.40μg/mL↑。临检检验报告：血沉 20 mm/h↑，血沉方程 K 值 84.557↑，卡松粘度 3.079↑。生化检验报告：*谷氨酰转肽酶 68.40 U/L↑，*胆固醇 5.84 mmol/L↑，低密度胆固醇 4.29 mmol/L↑，脂蛋白（a）146.24 nmol/L↑。免疫检验报告：*游离甲状腺素 18.23 pmol/L↑。尿常规、出凝血、BNP：未见异常。2023 年 3 月 2 日，彩超检查报告：双侧颈动脉内膜病变伴多发斑块形成（部分软斑），双侧椎动脉阻力指数增高，甲状腺双侧叶囊实性结节，结合临床。二尖瓣钙化，主动脉瓣反流（少量），二尖瓣反流（少量），左室舒张功能减低，结合临床。CT 检查报告：多发腔隙性脑梗死。脑白质疏松。脑萎缩。2023 年 3 月 2 日，MR 检查报告：颈椎椎体退行性改变。颈 2-3-4-5-6-7 间盘变性，突出，并颈 4-5-6 椎管狭窄。腰椎椎体退行性改变。腰 2-3-4 间盘变性，膨出。腰 4-5-骶 1 间盘变性，突出。腰 5、骶 1 许默氏结节；终板变性。免疫检验报告：游离/总前列腺特异抗原 0.14↓。

中医诊断：眩晕（肝阳上亢证）。

西医诊断：高血压病 3 级（极高危），腔隙性脑梗死，高脂血症，冠状动脉粥样硬化性心脏病，甲状腺结节，神经根型颈椎病，颈椎椎管狭窄，腰椎间盘突出。

治则：平肝潜阳，滋阴活血。予以天麻钩藤饮加减。

处方：天麻 10g，钩藤 20g，川芎 10g，龙骨 20g，牡蛎 20g，海藻 20g，昆布 20g，黄芩片 15g，知母 10g，丹参 20g，三七粉 5g，蔓荆子 20g，夏枯草 20g，醋北柴胡 10g，瓜蒌 20g，菊花 10g，川牛膝 10g。

7剂，日1剂，水煎服300 mL，早晚各一次口服。

按：《经》云："诸风掉眩，皆属于肝。"后世医家又有"无虚不作眩"之论，袁师对于高血压所致眩晕病责于肝火上炎、水虚于下，不能引火下行而上扰清窍，注重运用平肝滋阴法。故此方中用天麻、钩藤、川牛膝平肝潜阳、引血下行；黄芩、知母、蔓荆子、菊花清热平肝；又有《素问·阴阳应象大论》云："年四十，而阴气自半也，起居衰矣。"《血证论》又云："瘀血既久，亦可化痰为水。"该患者年届七旬，肾阴亏虚，水不涵木，虚风内动，故见头晕，用龙骨、牡蛎重镇降逆，丹参、三七、北柴胡行气活血化瘀，诸药共用奏平肝潜阳、滋阴活血之功效。

第二节　冠心病

冠心病，全称冠状动脉粥样硬化性心脏病，是指冠状动脉发生粥样硬化引起管腔狭窄或闭塞导致心肌缺血缺氧或坏死，也称缺血性心脏病。近年来，随着人们生活水平的提高及生活习惯等的改变，冠心病发病率逐年升高，且呈年轻化趋势。冠心病主要以不同程度的心绞痛为临床表现，其对应的中医病名为胸痹、厥心痛、真心痛等。"胸痹"一词始于《皇帝内径》，以病名形式首次提出则见于《金匮要略》，认为其病因病机为"阳微阴弦"，经多年临床经验总结，现代医家认为本病的病因多与寒邪内侵、饮食失调、情志失节、劳倦内伤、年迈体虚等因素有关。而病机可分虚实两个方面：实为寒凝、血瘀、气滞、痰浊，痹阻胸阳，阻滞心脉；虚为气虚、阴伤、阳衰，肺、脾、肝、肾亏虚，心脉失养。

案例1

唐某，女，72岁。

主诉：阵发性胸痛3年，加重15天。

初诊（2013年8月27日）

现病史：患者3年前无明显诱因出现胸痛，诊断为冠心病，未系统治疗，近15天胸痛、心悸加重，现患者阵发性胸痛，伴有胸闷气短，乏力，偶有头晕头痛，乳房胀痛，睡饮食可，舌紫暗，少苔，脉弦。

辅助检查：心电图：窦性心动过缓，ST-T 改变。

既往史：高血压病史 20 年。

中医诊断：胸痹（气滞血瘀）。

西医诊断：冠心病，不稳定型心绞痛；高血压病 3 级，极高危组。

治则：疏肝理气，活血化瘀。方用柴胡疏肝散加减。

处方：柴胡 20g，陈皮 20g，白芍 20g，当归 20g，香附 20g，炙甘草 20g，茯苓 20g，白术 20g，天麻 20g，钩藤 20g，三七 10g，草决明 20g，龙骨 20g，牡蛎 20g，葶苈子 20g，防己 20g，郁金 20g。7 剂，水煎服，日 1 剂。

二诊（2013 年 9 月 4 日）

患者仍觉心痛，胸闷气短，乳房胀痛，前方加延胡索 10g，红花 10g，桃仁 10g。7 剂，水煎服，日 1 剂。

三诊（2013 年 9 月 11 日）

患者胸痛次数减少，胸闷好转，效不更方。7 剂，水煎服，日 1 剂。

按：王清任《医林改错》："元气既虚，必不能达于血管；血中无气，必停留而瘀……血盈则畅，血亏则迟……肝属木，木气冲和条达，不致遏郁，则血脉得肠。"强调气机阻滞在发病中的重要性，患者长期情志不畅，情志变化郁怒伤肝，肝气郁结，脉络失养，疏通不利，气血运行不畅，可致气滞血瘀内阻心脉而发生心痛。一诊以柴胡疏肝散加减疏肝理气，活血化瘀。方中既有柴胡、郁金、香附、陈皮疏肝解郁，当归、白芍养血柔肝，龙骨、牡蛎、天麻、钩藤、草决明平肝潜阳，白术、茯苓、葶苈子、防己健脾祛湿，使运化有权，气血有源，三七活血化瘀，炙甘草益气补中，缓肝之急。二诊患者脉证未变，加桃仁，红花破血逐瘀，使血畅而气顺，延胡索止痛。三诊疗效明显，继续此方。

案例 2

秦某，女，50 岁。

主诉：发作性心痛彻背 10 余年。

初诊（2013 年 4 月 28 日）

现病史：患者 10 余年前出现发作性胸痛，自服消心痛等药症状可缓解。现患者发作性胸痛，每遇劳累、情绪激动时发作，伴气短、乏力，偶胸闷，潮热，心悸，寐差，腰及小腹疼痛，遇寒后则噫气，月经量略少，舌淡，苔薄白，脉弦缓。

既往史：子宫肌瘤。

辅助检查（2013年3月21日）：心电：ST压低；心脏彩超：二尖瓣轻度反流。运动平板试验阳性。

中医诊断：气血亏虚、胸阳痹阻之胸痹。

西医诊断：冠心病心绞痛。

治则：温补气血，活血通络止痛。方用八珍汤和桂甘龙牡汤加减。

处方：白参15g，姜黄15g，桂枝15g，生龙骨30g，炙草15g，黄芪30g，当归15g，川芎15g，丹参20g，郁金15g，元胡15g，赤芍15g，瓜蒌15g，酸枣仁20g，柏子仁20g，炒麦芽20g，三七粉10g（冲），生地20g，熟地20g。15剂，水煎服，日1剂。

二诊（2013年5月15日）

胸闷消失，心痛减轻，气短乏力仍在，黄芪加量至100g，白术20g。10剂，水煎服，日1剂。

三诊（2013年5月25日）

气短乏力明显好转，黄芪减至50g，加枳壳15g，丹皮15g。15剂，水煎服，日1剂。

随诊：病情康复。

按：该患者为心痛彻背10余年，久病体虚，气血不足，心阳不振，气血运行不畅，不通则痛，发为胸痹。心之气血虚，心失所养，而致心悸、心痛，胸闷，气短，乏力。用当归、丹参、二仁、龙骨以养心血、益心阴、安心神；白参、黄芪以益气养心扶助正气，"气为血之帅，血为气之母"，郁金既可理气，又可活血通络，一药多用。瓜蒌、元胡、赤芍、三七、姜黄、川芎理气祛瘀止痛，即"补中有通"而取良效。生地、熟地滋补阴血；桂枝温通心阳，通络止痛，与活血通络药相伍，增强通络疗效。二诊胸闷消失，心痛减轻，气短、乏力仍在，故选黄芪加量，加白术健脾益气增强补气健脾之力，三诊气短、乏力明显好转，加枳壳、丹皮破气化瘀止痛。诸药合用，使"补中有通"，阴阳协调。

案例 3

陈某，男，46 岁。

主诉：阵发性胸闷心悸半月余。

初诊（2014 年 1 月 20 日）

现病史：清晨 3~4 时，胸闷，心悸，持续 2 小时，伴盗汗，足心出凉汗，大便不成形，舌质暗红，苔薄黄，脉弦无力。

既往史：2006 年，急性心梗支架术。

辅助检查：心电：V1—V3ST 段抬高，T 波倒置；心超：左室稍大，室壁运动不协调，二尖瓣少量返流，左室舒张动能降低，室壁瘤。甘油三酯 3.16mmol/L。

中医诊断：心悸（上热下寒）。

西医诊断：冠心病，陈旧心肌梗死，室壁瘤。

治则：清上温下。方用乌梅汤加减。

处方：乌梅 15g，黄连 10g，黄柏 10g，炙附子 10g，酸枣仁 20g，肉桂 15g，茯苓 20g，白术 20g，神曲 20g，炒麦芽 20g，甘草 20g，黄芪 50g，桂枝 20g，远志 20g，鸡内金 20g，龙骨 20g，牡蛎 20g。5 剂，日 1 剂，150mL 水煎服，早晚温服。

二诊（2014 年 1 月 25 日）

诸症稍减轻，苔薄白，脉弦无力。效不更方。上方加合欢皮 20g，夜交藤 20g，增强安神定志作用。10 剂，日 1 剂，300mL 水煎服，早晚各一次空腹温服。

三诊（2014 年 2 月 4 日）

服药后大便已成形，足心出汗消失，无心悸发作，清晨盗汗减轻，但手心脱皮，平素时有胸中不透亮的感觉，精力欠充沛，舌质暗红，苔薄白，脉弦。考虑手心脱皮为血热灼津，津亏液伤所致，故加滋阴凉血之品。处方：上方加人参 10g，知母 10g，牡丹皮 10g。7 剂，日 1 剂，150mL 水煎服，早晚温服。

四诊（2014 年 2 月 11 日）

清晨盗汗进一步减轻，但时于清晨 4~5 时苏醒，可很快自行入寐。精神体力较前恢复，舌质淡红，苔薄白，脉弦。清晨 4~5 时，为阳气升盛之时，阳动阳不入阴则醒。故加肉桂引火归元，调阴阳。上方肉桂增至 20g。7 剂，日 1 剂，水煎服 150mL，早晚温服。

五诊（2014 年 2 月 18 日）

患者诸症消失，总体自我感觉良好。舌质淡红，苔薄白，脉弦。继服 5 剂巩固疗效。

按：心主行血，肝主藏血且肝主疏泄、调畅情志。患者曾心梗，损伤心肌。心的机能受损，心血不能充盈，心气不旺，心火独亢，心神失养，心神被扰；肝藏血，肝藏魂，肝失疏泄，气机郁滞，郁而化火，肝失所藏，则神魂悸动。《黄帝内经·金匮真言论》指出："合夜至鸡鸣，天之阴，阴中之阴也；鸡鸣至平旦，天之阴，阴中之阳也。""腹为阴，阴中之阳，肝也；腹为阴，阴中之阴，脾也。"清晨 3~4 时，为丑寅之时，肝阳升发之时，为厥阴主时，用厥阴病代表方乌梅汤加减。方中乌梅取其酸性，酸入肝；用苦寒的黄连、黄柏以清上热；用辛热的炙附子、肉桂、桂枝、淫羊藿、细辛温阳以驱下寒；茯苓、白术、黄芪、甘草健脾益气；神曲、炒麦芽、鸡内金健脾养胃来实土以御木乘；远志、酸枣仁、合欢皮、夜交藤、龙骨、牡蛎养心解郁，镇静安神。三诊时患者出现手心脱皮，因血热灼津，津伤所致，故加知母、牡丹皮滋阴凉血之品。四诊患者 4~5 时易醒，此时为天之阴，阴中之阳，阳不入阴则寐中醒。故加大肉桂的引火归元作用，本病按五行所主，辨厥阴病变，属上热下寒证，乌梅汤加减获良效。

案例 4

魏某，女，72 岁。

主诉：阵发性胸闷痛，心悸 10 天，加重 3 天。

初诊（2013 年 3 月 11 日）

现病史：患者一周前无明显诱因出现胸闷痛，气短，周身乏力，头晕，腹胀，大便困难，口服维尔亚等药物维持，现患者阵发性胸闷痛，心悸，伴周身乏力，头晕，口干，大便干，睡眠差，舌质红，少苔，脉沉细。

中医诊断：胸痹/心肾阴虚。

西医诊断：冠心病，不稳定型心绞痛。

治则：滋阴益肾。

方用六味地黄汤加减。

处方：生地 20g，山芋 20g，山药 20g，泽泻 10g，丹皮 10g，茯苓 20g，知母 10g，黄柏 10g，大黄 10g，枳实 10g，厚朴 10g，麦冬 20g，五味子 20g，槟榔 20g，莱菔子 20g，天花粉 20g，石膏 20g，鸡内金 20g，代赭石 20g，远志 20g，枣仁 20g。

7 剂，日 1 剂，水煎服。

二诊（2013 年 3 月 19 日）

自诉胸闷痛，心悸及大便困难已减轻，仍有灼热感，有时恶心，续以栀子 15g，旋覆花 15g。

三诊（2013 年 3 月 25 日）

自诉胸闷痛，心悸及大便困难，灼热感明显好转，无恶心。

按：该患者为久病体虚，烦劳思虑，心肾阴虚，气血运行不畅，瘀滞痹阻，心失所养，不通则痛，故胸闷痛，气短。心之阴血虚，肾水不足，不能上济于心，心火更盛。先有六味地黄汤以滋肾阴，引火下行，再用麦冬、五味子以养心血、益心阴，安心神。病人阴液亏虚，肠道失润，故大便困难，给药槟榔、莱菔子、鸡内金以健脾胃，调理气机。睡眠差，给药远志、枣仁以养心安神。故病人诸症皆解。

案例 5

高某，男，69 岁。

主诉：心悸 1 年，近 3 日加重。

初诊（2014 年 3 月 11 日）

现病史：现患者心悸，伴胸痛呈针刺样，惊悸，手足心多汗，面浮肿，舌质暗，苔白腻，脉结代。

辅助检查：心超：主动脉钙化，左室舒张功能降低；心电：频发房早，ST 下移。

中医诊断：心悸（心胆气虚）。

西医诊断：冠心病。

治则：安神定志，燥湿化痰。方用安神定志丸合二陈汤加减。

处方：半夏 15g，茯苓 20g，白术 20g，陈皮 20g，酸枣仁 20g，远志 20g，龙骨 20g，牡蛎 20g，三七 5g，夜交藤 20g，合欢皮 20g，全蝎 5g，当归 20g，白芍 20g，防己 15g，柴胡 20g，山药 20g，山茱萸 15g。

5 剂，日 1 剂，水煎 150mL，早晚各一次温服。

二诊（2014 年 3 月 16 日）

诸症减轻，舌苔白腻，偶脉结代。上方加鸡内金 20g，苍术 20g，健脾祛湿。

三诊（2014 年 3 月 21 日）

诸症消失，但动急则微喘，大便一日一次。舌质淡红，苔中间略腻，脉弦。上方加人参 15g，甘草 20g，补益中气。

随诊：患者症状好转，舌苔基本正常，建议其继服 7 剂，巩固疗效。

按：本案患者平素心虚胆怯，突遇惊恐，忤犯心神，心神动摇，不能自主而心悸，正如《济生方·惊悸论治》指出："惊悸者，心虚胆怯之所致也。"另外，患者嗜食醇酒厚味，蕴热化火生痰，痰火上扰心神则为悸，如清代吴澄《不居集·怔忡惊悸健忘善怒善恐不眠》所谓："心者，身之主，神之舍也。心血不足，多为痰火扰动。""汗为心之液"心气虚则汗出；心肾水火既济，心阳虚不能下温于肾水，水邪上逆于心则面浮肿；痰淤血阻，血行不畅，而舌质暗，脉结代。故以安神定志，燥湿化痰为治则，方用安神定志丸合二陈汤加减。方中龙骨、牡蛎、远志、酸枣仁、合欢皮、夜交藤镇惊养心安神；茯苓、白术、陈皮、半夏健脾祛湿化痰；三七、全蝎、当归、白芍养血活血；防己利水消肿；柴胡疏肝理气；山药、山茱萸补脾益肾。二诊患者湿气重，"湿性粘滞，不易速去"，加鸡内金、苍术健脾祛湿；三诊病去大半，但气虚明显，患者活动后微喘促，"动则气耗"，故加人参、甘草以补中气。随症加减而愈。

案例 6

郑某，65 岁，女。

主诉：阵发性胸闷 1 年余，加重 1 天。

初诊（2023 年 6 月 6 日）

阵发性胸闷痛，气短乏力，颈项僵硬，视物模糊，饮食尚可，二便正常，睡眠尚可，舌淡红，苔薄白，脉弦。

既往史：冠心病心绞痛 20 余年，口服速效救心丸缓解症状；腔梗病史 10 年；

高血压病史 20 年，血压最高达 200/120 mmHg，近期口服缬沙坦 40 mg 降压，血压控制尚可；冠脉支架术后 1 年；

辅助检查：常规心电图示：T 波改变，心率 49 次/分，窦性心律过缓；心脏超声：主动脉瓣反流（少量），二尖瓣反流（少量），三尖瓣反流（少量），心律不齐，结合临床。颈部血管、下肢血管超声：双侧颈动脉内膜病变伴多发斑块形成，双下肢动脉内膜病变伴多发斑块形成，双下肢深静脉未见明显异常；头 CT：轻度大脑白质脱髓鞘改变；颈椎 CT：颈 2-3-4-5-6 间盘轻度突出。颈椎及椎小关节退行性改变；尿常规：白细胞+↑，抗坏血酸 1+↑，*隐血 3+↑。血常规：*红细胞压积（HCT）35.00%↓，超敏 C-反应蛋白 1.30μg/mL↑。血流变：粘度 200（1/S）3.152↓，粘度 30（1/S）3.887↓，*红细胞压积（HCT）0.35L/L↓，血沉 40mm/h↑，血沉方程 K 值 100.045↑，红细胞计数 3.781↓，红细胞电泳时间 11.821↓，血红蛋白浓度 98.294g/L↓。生化：低密度脂蛋白：2.73 mmol/L，*尿酸 418.70 μmol/L↑，载脂蛋白 B0.58 g/L↓。甲功、尿常规：未见异常。

中医诊断：胸痹心痛，气虚血瘀。

西医诊断：不稳定型心绞痛，冠状动脉支架植入后状态，高血压病 3 级（极高危），神经根型颈椎病，动脉粥样硬化，窦性心动过缓，高尿酸血症。

治则：益气活血，降浊潜阳。

处方：人参片 10g，丹参 20g，三七粉 5g，葛根 15g，川芎 10g，菊花 20g，茯苓 15g，麸炒白术 20g，炒决明子 20g，净山楂 20g，姜黄 20g，全蝎 5g，北柴胡 15g，天麻 10g，钩藤 20g，川牛膝 10g，龙骨 20g，牡蛎 20g，夏枯草 20g。7 剂，日 1 剂，水煎 150mL，早晚温服。

二诊（2023 年 6 月 13 日）

患者诸症好转，胸闷痛明显减轻，视物模糊略减轻，续服上方 7 剂，观察患者病情变化。

按：PCI 术虽可暂时改善血管狭窄，但动脉粥样硬化是一种全身性病理疾病，且该患者低密度脂蛋白并未达标，冠状动脉粥样硬化必将进一步发展，因此 PCI 术后必须坚持且强化药物治疗，从中医学角度出发，PCI 术仅为"治标"，未曾改善冠心病"本虚标实"之本，患者行 PCI 术后仍应对症治疗，以扶正为主，兼顾驱邪，掌握"通"与"补"之平衡为临床重中之重。

案例7

姚某，女，53岁，黑龙江人。

主诉：心悸胸闷伴后背痛6个月。

初诊（2021年7月23日）

现病史：患者6个月前无诱因出现心悸胸痛，一过性昏厥，经120送至医院急诊，以"冠心病"收入院，具体用药不详，住院14天后出院。之后发作一次，复住院治疗，好转后出院。上述症状反复发作，现患者症见阵发性心悸胸闷，后背痛，情绪激动后加重，口干，口苦，舌燥，心烦，盗汗，睡眠欠佳，多梦，饮食正常，大便不成形，2~3日一次，夜尿1次。

既往史：腔梗6年，甲状腺术后，肺结节病史。

辅助检查：心电图：窦性心律；彩超：双侧颈动脉内膜欠光滑伴斑块形成；主动脉瓣反流（少量），左室舒张功能减低；肺CT：右肺多发实性及磨玻璃结节，右肺上叶磨玻璃结节请密切随诊。主动脉及冠脉走行区硬化。甲状腺左叶密度不均。尿常规：白细胞1+↑；出凝血时间：活化部分凝血活酶时间23.80s↓；血常规：嗜酸性粒细胞百分比6.8%↑，嗜酸性粒细胞（EOS#）0.51×10⁹/L↑，*血小板（PLT）325×10⁹/L↑；生化：胆碱酯酶13 516.00 U/L↑，*胆固醇5.99 mmol/L↑，低密度胆固醇4.25 mmol/L↑，载脂蛋白 B1.26 g/L↑；甲功：未见异常。

中医诊断：胸痹心痛，阴虚火旺。

西医诊断：不稳定型心绞痛，焦虑状态，高脂血症。

治则：滋阴降火，清心除烦。

处方：牡丹皮10g，栀子5g，茯苓10g，麸炒白术10g，知母10g，淡豆豉10g，蜜远志15g，炒酸枣仁10g，琥珀5g，当归10g，合欢皮20g，珍珠母20g，黄芩片10g，醋北柴胡10g，黄柏10g，地黄15g，乌梅10g，五味子10g，磁石10g，蜜紫菀20g，蜜款冬花20g，金银花20g，连翘20g，党参20g。

7剂，日1剂，水煎150 mL，早晚温服。

二诊（2023年3月2日）

排尿困难，其余诸症好转。在上方基础上加北刘寄奴10g，滑石粉10g。

三诊（2023年3月9日）

病情好转，继续上方7剂，观察患者病情变化。

按：患者绝经期后女性，肾气渐亏，且久病迁延不愈，耗伤心肾之阴，心失所养，心血瘀阻，故有心悸、胸闷、胸痛频发；阴不敛阳，虚火上扰心神则有睡眠不佳，多梦；阴虚内热则有心烦，盗汗，口干；舌脉皆为阴虚火旺之象。方中乌梅、五味子、酸枣仁敛阴止汗安神；知母、黄柏滋阴清热；栀子、淡豆豉清心除烦；茯苓、白术健脾化痰。诸药同用，滋阴潜阳，益气养血，使阴阳调和，阴血得充，心脉通畅，故胸闷心悸可愈。

案例8

张晶，女，55岁。

主诉：阵发性心前区疼痛2年，加重1天。

初诊（2023年3月25日）

现病史：2年前患者自觉心前区疼痛，前往医院就医诊断为冠心病，行PCI术，术后胸痛仍时有反复，昨日生气后突发心前区疼痛，持续时间3~5s，胃胀，头晕，左肩响，入睡困难，服安眠药，纳可，大便干。舌质紫暗，苔薄白，脉沉弦。

既往史：冠脉支架植入术后2年，颈椎病病史。高血压病史2年，最高达140/103mmHg，现口服倍他乐克25mg，日2次。

辅助检查：血小板压积0.15↓，脂蛋白a168.45↑，白球比2.03↑，出凝血、同型半胱氨酸、肾功能、血糖、心肌酶谱、高血压五项正常；超声：脂肪肝，双侧颈动脉内膜病变伴斑块形成，左室舒张功能减低；心电图：窦性心律，T波改变。

中医诊断：胸痹心痛，气滞血瘀。

西医诊断：不稳定型心绞痛。神经根型颈椎病。高血压病2级（高危）。

治则：行气疏肝，安神。予以逍遥散加减。

方药：当归10g，白芍10g，茯苓15g，炒白术15g，陈皮10g，乌梅10g，五味子10g，神曲20g，炒麦芽20g，鸡内金20g，远志20g，枣仁15g，合欢皮20g，丹参15g，三七5g，夜交藤20g，龙骨20g，牡蛎20g，葛根20g，全蝎5g，川芎

20g，菊花 20g，柴胡 10g。

7 剂，日 1 剂，水煎 150mL，早晚各一次温服。

二诊（2023 年 4 月 1 日）

胃胀，头晕，口干，余症状较前减轻，大便略稀，日 1 次，已停安眠药 4 天，服中药可寐 7 小时，但多梦。上方减当归 10g，白芍 10g，改茯苓 20g，炒白术 20g。

三诊（2023 年 6 月 17 日）

头晕，颈硬，偶发心前区刺痛，胃胀，小腿酸痛，舌质紫暗，苔薄白，脉弦。C14（－）；生化：载脂 A1.7↑，脂蛋白 a182.3↑，肝肾功、心肌酶、血离子、甲功正常；心超：EF64，冠脉介入术后，现左室壁向心收缩运动尚协调，二尖瓣轻度反流，左心功能正常。

处方：葛根 15g，全蝎 5g，川芎 15g，菊花 20g，醋北柴胡 10g，黄芩片 10g，炒鸡内金 20g，陈皮 10g，炒神曲 20g，炒麦芽 20g，焦山楂 20g，槟榔 10g，炒莱菔子 10g，蔓荆子 20g，羌活 10g，茯苓 15g，麸炒白术 20g。

7 剂，日 1 剂，水煎 150mL，早晚各一次温服。

四诊（2023 年 6 月 27 日）

睡眠未见明显改善。去羌活，加蜜远志 20g，炒酸枣仁 20g，合欢皮 20g，珍珠母 20g，首乌藤 20g。

按：患者平素情志过极，情志不遂，致肝郁气滞，气机不畅，瘀血内生，气滞血瘀，痹阻心脉，胸阳被遏，不通则痛，故见心前区疼痛；情绪波动或劳累后令气机更为不畅，故心痛频发；肝气不舒，上逆犯胃，未见胃胀，舌脉均为肝气郁滞，心血瘀阻之象。首诊方中柴胡疏肝解郁而透升阳气；白芍制肝和脾；乌梅、五味子、酸枣仁养心阴，安神宁心；茯苓、白术健脾益气；陈皮理气和中，燥湿化痰；当归、丹参活血行气散瘀；龙骨、牡蛎潜阳安神；夜交藤、合欢皮解郁安神；三七、全蝎活血化瘀通络。

案例 9

陈某，女，67 岁。

初诊（2023 年 5 月 7 日）

主诉：阵发性剑突下刺痛 2 个月。

现病史：阵发性剑突下刺痛 2 个月，服丹参滴丸缓解，左侧胁肋部疼痛，心慌，胸闷气短，乏力，畏寒，头晕头痛，耳鸣，眼干眼涩，双下肢不温，入睡困难，易醒，纳可，大便干，舌质淡暗，苔薄白，脉沉弦。

辅助检查：血常规：白细胞 3.41↓，中性粒细胞 1.8↓，嗜酸性粒细胞 0.04↓；尿常规：上皮细胞 31↑；生化：球蛋白 24.81↓，总胆红素 20.95↑，脂蛋白 a174.06↑，C14（－）、肾功、心肌酶、出凝血、高血压五项未见异常；心电：T 波改变；超声：EF66，主动脉瓣少返，左舒↓；脂肪肝，肝右叶稍高回声。考虑不均匀脂肪浸润所致，胆囊壁不光滑，双侧颈动脉内膜不光滑，伴多发斑块形成。

中医：胸痹心痛。

西医：不稳定型心绞痛，高血压病（2 级），神经根型颈椎病。

治则：疏肝健脾温阳，益气活血。

处方：当归 10g，白芍 10g，茯苓 20g，炒白术 20g，陈皮 10g，醋柴胡 10g，黄芩 10g，远志 20g，枣仁 15g，龙骨 20g，牡蛎 20g，防风 10g，人参 10g，黄芪 30g，肉桂 20g，薤白 10g，荆芥 10g，鸡血藤 20g，鸡内金 20g，元胡 10g，全蝎 5g，珍珠母 20g，菊花 20g，川芎 20g。

二诊（2023 年 5 月 13 日）

头晕耳鸣，乏力，多梦，下肢不温，2 日未大便，纳可，余症状减轻，舌质淡，苔薄白，脉沉无力。行颈椎核磁，结果显示：颈椎 2-3-4-5-6-7 突出，椎管狭窄，颈椎退行性病变。上方加蔓荆子 20g，葛根 20g，磁石 10g。

三诊（2023 年 5 月 20 日）

耳鸣减轻，头晕略缓解，转侧不利时偶有加重，续服上方 7 剂，嘱患者生活中辅以颈托，改善供血。

按："人年五十以上，阳气日衰，损与日至，心力渐退，忘前失后，兴居怠惰"，年过半百，肾精肾阳渐虚，肾阳虚衰则心阳不振，导致血脉失于温煦，鼓动无力而痹阻不通，引起胸痹。张景岳在《传忠录·治形论》"故凡欲治病者，必以形体为主；欲治形者，必以精血为先，此实医家大门路也。"老年胸痹心痛治在先天，也为众多医家所重视。

案例 10

徐某，男，60岁。

主诉：阵发性胸痛9个月，加重伴喘促1个月。

初诊（2015年3月5日）

现病史：患者9个月前因阵发性胸痛行冠脉支架术，术后胸痛减轻，但近1个月开始出现胸闷痛，伴动则喘促，心悸，头晕，右胁腹胀痛，乏力，多汗，纳差，小便少，大便不成形，阴囊潮湿，双下肢浮肿，舌质淡红，苔白腻，脉沉。

既往史：胆囊结石介入术5个月，腰椎间盘突出症病史10余年。

中医：胸痹心痛，痰湿壅塞。

西医：不稳定型心绞痛，腰椎间盘突出。

治则：健脾祛湿利水，通阳化痰，活血通络，方用二陈汤合防己黄芪汤加减。

处方：半夏15g，陈皮20g，茯苓20g，白术20g，甘草20g，防己10g，黄芪50g，柴胡35g，山楂20g，三七5g，全虫5g，地龙15g，葶苈子5g，人参10g，桂枝10g，薤白10g，藿香15g，佩兰15g，龙骨20g，牡蛎20g。

7剂，水煎。

二诊（2015年3月13日）

患者胸闷、喘促、多汗减轻，下肢浮肿减轻，仍觉乏力，困倦，长时间走路腰痛，伴右下肢麻木，大便不成形，舌质淡，苔白，脉沉。上方加山药20g，山萸肉20g，以加强健脾补肾纳气之效。7剂，水煎。

三诊（2015年3月21日）

患者喘促症状基本消失，下肢浮肿消失，仍觉乏力、倦怠，右下腹时胀，睡眠及饮食尚可，大便略不成形，阴囊潮湿减轻，舌淡，苔白，脉沉。上方熬制成膏，服用1个月。

按：关于胸痹，金元朱震亨首次强调痰瘀是重要的病理因素，《丹溪心法》："痰挟瘀血遂成窠囊"。明代秦景明《症因脉治》："胸痹之因……痰凝血滞。"明确指出胸阳不振，痰浊饮邪，上乘胸位，邪正相搏，阳气不通，气滞血瘀，故产生胸痹心痛。本案患者因长期喜食肥甘厚味，日久损伤脾胃，运化失司，酿湿生痰，上犯心胸，清阳不展，气机不畅，心脉痹阻，遂成本病。症见胸闷痛、动则喘促，心悸，头晕，右胁腹胀痛，痰湿阻碍脾胃运化而见纳呆；湿聚下焦见大便不成形，阴囊潮湿等；所以本案治疗重点在于通阳豁痰，健脾利水，予二陈汤合防己黄芪汤加减而取得显效。

第三节　心律失常

心律失常是指心脏激动的频率、节律、起源部位、传导速度与激动次序的异常。心律失常的原因是多方面的，在临床上，有很大一部分心律失常发生于无明显心脏病变的"健康人"。如窦性心律不齐、偶发性期前收缩等。除此之外，心律失常的主要病因包括以下几类：（1）各种器质性心脏病，如冠心病、风心病、肺心病等；（2）全身性疾病，如感染、贫血、中毒、电解质紊乱等病理因素；（3）药物毒性作用，如胺碘酮、洋地黄等抗心律失常药等；（4）其他系统疾病，如蛛网膜下腔出血等中枢神经系统疾病，甲状腺功能亢进症、嗜铬细胞瘤等内分泌疾病；（5）其他，如饮酒、吸烟、浓茶、饮兴奋性饮料等。按心律失常发生机制分为激动形成异常以及激动传导异常。激动形成异常：（1）窦性心律失常：窦性心动过缓、窦性心动过速、窦性停搏、窦性心律不齐。（2）异位心律：①主动性异位心律：期前收缩、阵发性心动过速、心房扑动、心房颤动、心室扑动、心室颤动；②被动性异位心律：逸搏、逸搏心律。激动传导异常：（1）生理性：干扰及房室分离。（2）病理性：①传导阻滞（窦房传导阻滞、房内传导阻滞、房室传导阻滞、室内传导阻滞）；②房室间传导途径异常（预激综合征）。

心律失常的临床表现取决于节律和频率异常对血流动力学的影响，轻者出现心慌、心悸和运动耐量降低，重者可诱发或加重心功能不全，心脏骤停可引起晕厥或心脏性猝死。心律失常的心电图表现是主要的诊断依据，复杂心律失常应进行心脏电生理检查。抗心律失常治疗的目的是减轻心律失常所致的症状，降低猝死率和病死率，延长病人的寿命。心律失常的治疗原则应在消除病因或诱因的基础上恢复心脏节律或控制心室率，抗心律失常药物，心脏电复律、导管射频消融是心律失常的主要治疗方法。

心律失常属于中医学"心悸""怔忡"等范畴,部分可归于中医学的"胸痹""喘证""眩晕""厥证"等范畴。中医病因主要包括感受外邪,饮食失宜,情志失调,劳倦内伤,久病失养,药物影响等,这些因素使心脏的气、血、阴、阳受损,或在这些因素的共同作用下,进而影响到肝、脾、肾等相关脏腑,间接导致心脏的气、血、阴、阳失调,从而导致本病的发生。

本病病位在心,与肝胆、脾胃、肾、肺诸脏腑密切相关。基本病机是气血阴阳亏虚,心失所养或邪扰心神,心神不宁。本病的病理性质主要有虚实两个方面:虚者为气、血、阴、阳亏损,使心失濡养;实者多由痰火扰心或心血瘀阻,或感受外邪内舍于心,气血运行不畅所致。虚实之间可以相互夹杂或转化:实证日久,病邪伤正,可分别兼见气、血、阴、阳之亏损;而虚证也可因虚致实,兼有邪实表现。临床上阴虚者常兼火盛或痰热;阳虚者易夹水饮、痰湿;气血不足者,易兼气血瘀滞。

心悸的治疗应根据辨证的虚实。虚证分别予以补气、养血、滋阴、温阳;实证则应祛痰、化饮、清火、行瘀。但本病以虚实错杂为多见,当相应兼顾。由于心悸均有心神不宁的病理特点,故应酌情配以宁心安神之法。总之,益气养血、滋阴温阳、活血化瘀、化痰涤饮及养心安神,为治疗心悸的主要治则。

案例 1:心悸/心阳不振

陈某,男,89 岁。

初诊:2008 年 8 月 7 日。

主诉:阵发心悸、胸闷、气短、活动后加重。

病史:咳嗽、咯白色泡沫痰,舌质红,苔薄白,脉结代。

辅助检查:动态心电示窦性心律,偶发室性早搏,间歇Ⅱ度Ⅱ型、Ⅲ度房室传导阻滞,ST-T 改变,最慢心率 39/min,最快心率 50/min,最长 R-R 间期为 1.54s。

中医诊断:心悸(心阳不振)。

西医诊断:心律失常,Ⅱ度Ⅱ型、Ⅲ度房室传导阻滞,偶发室性早搏。

治则:温补心阳。

处方:桂枝甘草汤合二仙汤加减。

瓜蒌 20g,薤白 20g,仙茅 20g,仙灵脾 20g,黄芪 20g,桂枝 20g,枳实 20g,

麦冬 20g，炙甘草 20g，五味子 20g，茯苓 20g，白术 20g，紫菀 20g，款冬花 20g，桔梗 20g。15 剂，日 1 剂，水煎 300mL，分早晚各一次空腹温服。

并嘱其清淡饮食，勿食辛辣油腻之物。

二诊（2008 年 8 月 22 日）

患者服用前方后心悸、胸闷有所好转，但出现食少，呃逆，舌质红，苔薄白，脉结代，故上方加以健脾和胃之药。

上方加焦槟榔 20g，莱菔子 20g，神曲 20g，麦芽 20g，鸡内金 20g。7 剂，水煎服，日 1 剂。嘱其清淡饮食，勿食辛辣油腻之物。

三诊（2008 年 8 月 30 日）

上述症状好转。继服上方 10 剂水煎服，日 1 剂，随诊身体状况良好。

按：中医认为心悸病因或由时感邪毒，内犯于心，伤及阳气，耗损阴血；或由先后天不足，阴阳气血功能减退，发病机制主要是阳气虚衰。本案为心阳不振，心主阳气，心脏赖此阳气维持其生理功能，鼓动血液的运行，以资助脾胃的运化及肾脏的温煦等。若心阳不振，心气不足则无以保持血脉的正常活动，亦致心失所养而作悸。心之阳气不足，一则致心失所养，心神失摄而为心悸，即心本身功能低下；再则心阳不足，气化失利，水液不得下行，停于心下，上逆亦可为悸。心阳虚衰，无力鼓动血脉，温运血脉循行，肾阳为诸阳之本，肾阳虚日久累及心阳，心肾阳虚，阳虚则脉寒，脉寒则挛急，血寒则凝泣，寒凝则血滞，阴寒凝结，气血不能连续而见迟、结、代等脉；脏腑失于温养，从而产生为心悸、胸闷、气短、乏力、眩晕等。《伤寒论》第 64 条："……心下悸，欲得按者，桂枝甘草汤主之。"心为君主之官，其阳气当下温诸脏，尤其与肾阴相济，是谓水火既济，现心阳气随汗液外亡，故阳气上下不得接续，心中空虚，而悸动不安，以其心中虚故"欲得按"。治当以温补心阳，以桂枝甘草汤为主方。方中桂枝辛甘性温，入心助阳，炙甘草甘温补中益气。桂枝与甘草相伍，辛甘合化，温通心阳，心阳得复，则心悸自平。本案方中加薤白开痹通阳，散胸阳之闭结；淫羊藿补肾助阳；黄芪补益心气；麦冬、五味子养阴复脉，助阳气之生，制阳药之燥，防劫伤心阴。诸药合用，温而不燥，补而不滞，共奏温阳益气、养阴复脉之功。二诊患者脾气虚明显，中有气机不畅，升降失常，故加焦槟榔、莱菔子、神曲、麦芽、鸡内金以健脾消食和胃。根据五行相生，母病及子，故补子救母，脾气充足，则心阳得振，则病情好转。诸药合用，共奏奇效。

案例 2：心悸（心房纤颤）/心肾阳虚

经某，女，62 岁。

初诊（2013 年 10 月 31 日）

主诉：心悸、肢凉 1 个月。

病史：现症心悸，平卧时胸闷，无浮肿，关节时疼痛，咳痰量多，便秘，双下肢凉，舌质中间有裂纹，苔薄白，脉结代。

辅助检查：心电：房颤，室率 114 次/分，ST 变化；心超：二尖瓣钙化，狭窄，轻度反流，左心增大；肺片：右肺中叶炎变，右肺下叶局限性肺气肿，左肺下叶结节，索条形，左胸膜肥厚。

中医诊断：心悸（心肾阳虚）。

西医诊断：老年退行性瓣膜病心房纤颤；肺炎。

治则：温肾通阳，宣肺化痰止咳。

处方：方用桂枝甘草龙骨牡蛎汤合止嗽散加减。

肉桂 20g，桂枝 20g，薤白 20g，茯苓 20g，白术 20g，酸枣仁 20g，葶苈子 15g，陈皮 20g，柴胡 20g，远志 20g，龙骨 20g，牡蛎 20g，合欢皮 20g，夜交藤 20g，紫菀 20g，冬花 20g，桔梗 20g，甘草 20g，桑叶 10g，桑白皮 10g，金银花 20g。

12 剂，日 1 剂，水煎 300mL，分早晚各一次空腹温服。

二诊（2013 年 11 月 12 日）

心悸、胸闷减轻，咳痰量少，腹胀矢气多，大便正常。舌质暗，苔薄白，脉结代。

上方加神曲 20g，炒麦芽 20g，槟榔 10g，莱菔子 10g，健脾理气消胀。

15 剂，日 1 剂，水煎 300mL，分早晚各一次空腹温服。

三诊（2013 年 11 月 29 日）

上述症状均减轻，双耳鸣多年，舌质淡红，苔薄白，脉结代。

上方加磁石 10g，镇静安神，平肝潜阳，聪耳明目，纳气平喘。

15 剂，日 1 剂，水煎 300mL，分早晚各一次空腹温服。

四诊（2013 年 12 月 14 日）

仍有耳鸣，无咳嗽咳痰、无心悸、胸闷，手足温。舌质淡红，苔薄白，脉结代，口服药参松养心胶囊维持疗效。

按：心为君火，肾为相火，君火在上，为一身之主宰，相火在下，为神明之基础，君火相火各安其位，则心肾上下交济。心阳虚衰，无力鼓动血脉，温运血脉循行，肾阳为诸阳之本，肾阳虚日久累及心阳，心肾阳虚，阳虚则脉寒，脉寒则挛急，血寒则凝泣，寒凝则血滞，阴寒凝结，气血不能连续而见迟、结、代等脉。患者因肾阳虚无以上济于心阳至胸中阳气极虚，心阳虚衰，无以温养心神出现心悸；心气不足，心阳不振，血行不畅，肺气虚，邪气趁虚而入，肺失宣发肃降导致胸闷、咳痰；患者平素劳神思虑过多，既耗心血，又损脾气，则气血生化乏源，再者患者肾阳虚无以温养肢体出现双下肢凉；故以温肾通阳，宣肺化痰止咳为治则，方中肉桂补肾助阳，温阳散寒；桂枝、薤白温通胸中阳气；茯苓、白术健脾化湿；柴胡、陈皮疏肝理气化痰；葶苈子泻肺止咳利痰；远志、酸枣仁、合欢皮、夜交藤养心安神；龙骨、牡蛎重镇安神定悸；紫菀、冬花止咳化痰；桔梗宣肺化痰；桑白皮、桑叶、金银花轻宣肺气，解毒；甘草调和诸药。药后患者腹胀，中焦气机阻滞明显，加神曲、炒麦芽、槟榔、莱菔子健脾消胀气；加磁石聪耳明目。本病为心肾阳虚外邪袭心肺案，治以标本兼顾，扶正祛邪，正实邪去而病愈。

案例 3：心悸/心脾两虚

王某，女，83 岁。

初诊（2013 年 5 月 5 日）

主诉：心悸 2 年多。

病史：心悸，胸闷，气短乏力，健忘，偶心区微痛，寐可，唇暗，头晕，舌质淡，边有齿痕，苔薄白，脉缓无力。

辅助检查：血压 130/102mmHg。2013 年 1 月 24 日 hotter：窦性心律，频发房早，短阵房速。

中医诊断：心悸（心脾两虚）。

西医诊断：心律失常频发房早短阵房速。

治则：健脾益气，补血安神。

处方：归脾汤加减。

白参 15g，黄芪 30g，当归 15g，川芎 15g，丹参 30g，酸枣仁 40g，煅龙骨 30g，煅牡蛎 30g，郁金 15g，炙甘草 15g，蜜远志 10g，石菖蒲 15g，柏子仁 40g。

7 剂，水煎服，每剂煎 300mL，早晚各一次温服。

二诊（2013 年 5 月 12 日）

诸症减轻，舌质淡，苔薄白，边有齿痕，脉偶结。

上方加云苓 20g，白术 15g，桂枝 10g，薤白 10g。健脾益气。温通心阳。

7 剂，水煎服，每剂煎 300mL，早晚各一次温服。

三诊（2013 年 5 月 19 日）

活动时心悸，舌质淡，苔薄白，边有齿痕，动时脉促。

上方加五味子 15g，黄芪 40g，补气收敛。

15 剂，水煎服，每剂煎 300mL，早晚各一次温服。

四诊（2013 年 6 月 4 日）

活动剧烈时气短，余症消失，舌质淡，苔薄白，脉沉。

原方加桂枝 15g，薤白 15g，黄芪 50g。

15 剂，水煎服，每剂煎 300mL，早晚各一次温服。

随诊症状消失。

按：患者思虑过度，劳伤心脾。心主血而藏神，脾主思而藏意，心脾气血两虚，则神无所主，意无所藏，故见心悸，健忘。脾胃为后天之本，气血生化之源。《素问·经脉别论》有"食气入胃，浊气归心，淫精于脉"的记载，脾胃升降如常，则水谷之精上可奉养心气，下可滋补真阴，充肾阳。若脾胃失调，使心之气血失和，运血无力，心血亏虚，血不养心，心脉不利，发为心悸。故脾虚则化源不足，气血衰少，而见气短、乏力、舌淡、脉缓无力；脾气主升，清阳不升见头晕。遂以健脾益气，养血安神为治则，方用归脾汤加减。方中黄芪补气升阳，人参补中益气，当归补血活血，郁金、川芎、丹参行气活血通经，蜜远志、二仁（柏子仁、酸枣仁）养心安神，煅龙骨、煅牡蛎收敛镇静安神，石菖蒲开窍安神。《素问·五脏生成》："诸血者，皆属于心。"《素问·六节藏象论》："心者……其充在血脉。"脉乃血脉，赖血以充，赖气以行。脉结乃阳气不足，桂枝、薤白温通心阳。动则气耗，五味子收敛心气，诸药合用温通心阳，健脾益气，养心安神而病愈。

案例4：心悸/气虚血瘀

赵某，男，69岁。

初诊（2022年8月16日）

主诉：阵发性心悸气短、乏力3个月。

病史：心悸，胸闷痛，气短，周身乏力，大便干，口干微苦，少寐多梦，食少，舌质暗，苔薄白微腻，脉结代涩。

辅助检查：心电示：心房颤动，心室率95次/分，偶发室性早搏，ST-T改变；心脏超声：二尖瓣钙化，二尖瓣轻度反流，左房轻大。

中医诊断：心悸（气虚血瘀）。

西医诊断：心律失常，心房颤动，偶发室性早搏。

治则：益气养血，活血化瘀。

处方：血府逐瘀汤合四君子汤加减。

当归20g，白芍20g，茯苓20g，炒白术20g，陈皮10g，丹参20g，人参10g，黄芪30g，莱菔子15g，槟榔15g，甘草20g，鸡内金20g，神曲20g，远志20g，枣仁15g，川芎20g。

7剂，日1剂，水煎300mL，分早晚各一次空腹温服。并嘱其清淡饮食，勿食辛辣油腻之物。

二诊（2022年8月23日）

患者服用前方后心悸、胸闷痛、乏力有所好转，但仍有便秘，易惊醒，舌质暗，苔薄白，脉结代。故改槟榔20g、莱菔子20g，加龙骨20g、牡蛎20g。7剂，水煎服，日1剂。嘱其清淡饮食，勿食辛辣油腻之物。

三诊（2022年8月30日）

上述症状好转。继服上方7剂，水煎服，日1剂，随诊一般状况良好。

按：心律失常属于中医"心悸""怔忡"等范畴。本病的病性主要有虚实两方面：虚者为气、血、阴、阳亏损，使心失濡养；实者多由痰火扰心或心血瘀阻，或感受外邪内舍于心，气血运行不畅所致。虚实之间可以相互夹杂或转化：临床上阴虚者常兼火盛或痰热；阳虚者易夹水饮、痰湿；气血不足者，易兼气血瘀滞。一般将其治法归纳为温阳复脉、益气养阴、养血安神、活血通络、安神定悸、化痰降浊等六种。本病案属气虚瘀血所致之心律失常，多系心脉为气血痰浊之邪壅积变硬，或风寒湿邪由外侵入，内舍于心，致心脉痹阻所致。治当益气活血化瘀，通络宁心。历代多个医家认为气血不足是心悸发生的重要病机，《伤寒明理论·悸》："气虚者，由阳气内虚，心下空虚，正气内动而悸也。"方中当归、白芍养血活血，人参、茯苓、炒白术、黄芪补气健脾，促进气血生化；陈皮理气健脾；川芎活血止痛；丹参祛瘀活血、凉血安神；气虚则气机不畅，升降失常，故加之槟榔、莱菔子、神曲、鸡内金以理气健脾、消食和胃。由于心悸均有心神不宁的病理特点，故应酌情配以宁心安神之法，故方中加远志、枣仁以安神。诸药合用，共奏益气活血化瘀之功。二诊患者心悸、胸闷、乏力有所好转，但仍有便秘，易惊醒，故增加槟榔、莱菔子药量，加龙骨、牡蛎以重镇安神，继续服药7剂。三诊上述症状均好转，继服上方7剂，随诊一般状况良好。诸药合用，共奏奇效。

案例5：心悸/心肾阴虚

魏某，女，65岁。

初诊（2023年1月14日）

主诉：阵发性心悸胸闷1年。

病史：患者1年前出现心悸，胸闷痛伴后背痛，未予重视。现患者心悸，胸闷痛，背痛，气短，乏力，多汗，偶咳少量白痰，少寐多梦，大便干，手足心热，颈痛，舌质红，苔薄白，脉沉细数。

既往史：房早、室早病史1年。

辅助检查：肺CT：肺微小结节，右肺下叶大泡；心脏超声：二尖瓣三尖瓣少量反流，左房轻大，左室舒张功能减低；心电示：房早，室早，ST-T改变；血胆固醇6.37↑。

中医诊断：心悸（心肾阴虚）。

西医诊断：心律失常，房性早搏，室性早搏。

治则：养阴补益心肾。

处方：知柏地黄汤加减。

知母 10g，黄柏 10g，生地 20g，山药 20g，山萸肉 20g，丹皮 10g，泽泻 10g，远志 20g，枣仁 20g，龙骨 20g，牡蛎 20g，陈皮 10g，丹参 15g，草决明 20g，生山楂 20g，合欢皮 20g。

7 剂，日 1 剂，水煎 300mL，分早晚各一次空腹温服。并嘱其清淡饮食，勿食辛辣油腻之物。

二诊（2023 年 1 月 21 日）

患者服用前方后心悸、胸闷痛明显好转，仍有多梦易醒，舌质红，苔薄白，脉沉细，故加珍珠母 20g，夜交藤 20g，7 剂，水煎服，日 1 剂。嘱其清淡饮食。

三诊（2023 年 1 月 28 日）

上述症状均好转。继续服上方 10 剂，水煎服，日 1 剂，随诊患者一般状况佳。

按：心悸虽病位在心，然水火须相互既济。若肾水不足，则心火独亢于上，故治疗中养心活血同时需注重补益肾水。《景岳全书·怔忡》："凡治怔忡惊恐者，虽有心、脾、肝、肾之区分。然阳统乎阴，心本乎肾。"《素问玄机原病式》："水衰火旺而扰火之动也，故心胸躁动，谓之怔忡。"该患者年老体弱，肾阴不足，虚火扰心而致病，故予养心滋肾、宁心安神之剂。方中用知柏地黄汤以滋阴补肾；加以远志、枣仁、龙骨、牡蛎以养心安神；丹参以活血止痛，凉血安神；陈皮以理气健脾降浊；草决明润肠通便，生山楂健脾消食，二者合用达到调节血脂的功效；加之合欢皮以解郁宁心安神。二诊患者诸症减轻，仍有多梦易醒，故加珍珠母、夜交藤以镇心安神。三诊患者诸症状均好转，继续服上方 10 剂，后随诊患者一般状况佳。

案例 6：心悸/气血不足

巩某，女，71 岁。

初诊（2022 年 12 月 28 日）

主诉：阵发性心悸气短 10 天，加重 1 天。

病史：患者 10 天前于劳累后出现心悸，呈阵发性，伴有气短，偶有夜间憋气，1 天前患者心悸气短症状较前加重，查心电图示：房性早搏，ST-T 改变。现患者症见阵发性心悸、气短、出汗、乏力，偶有夜间憋气，纳差，睡眠不佳，二便正常。舌质淡红，苔薄白，脉沉细。

既往史：冠心病病史 15 年。

辅助检查：心电图：窦性心律，房性早搏，ST-T 改变。肺 CT 检查报告：检查结果肺气肿；双肺上叶及下叶多发实性小结节（部分钙化），双肺多发斑索，心脏形态饱满，右主支气管腔内少许痰液潴留，提示：左肾异常密度。

中医诊断：心悸（气血不足）。

西医诊断：心律失常，房性早搏。

治则：补气益血。

处方：四君子汤加减。

黄芪 30g，人参 10g，茯苓 20g，炒白术 20g，合欢皮 20g，陈皮 10g，远志 20g，枣仁 20g，龙骨 20g，牡蛎 20g，鸡内金 20g，神曲 20g，麦芽 20g，丹参 20g，甘草 20g，三七 5g。7 剂，日 1 剂，水煎 300mL，分早晚各一次，空腹温服。并嘱其清淡饮食，勿食辛辣油腻之物。

二诊（2023 年 1 月 5 日）

患者服用前方后心悸、气短明显改善，但睡眠差，易醒，饮食少，舌质淡红，苔薄白，脉沉细，上方加珍珠母 20g，焦山楂 20g。7 剂，水煎服，日 1 剂，嘱其清淡饮食。

三诊（2023 年 1 月 12 日）

上述症状均改善。继续服上方 7 剂，水煎服，日 1 剂，随诊患者状况良好。

按：中医学之"心悸"包括惊悸与怔忡，是指患者自觉心中悸动，惊惕不安，不能自主的一种病症。心悸的病机有虚实之分，虚者为气血阴阳不足，心失所养而引发。《医学心悟》："人之所主者心，心之所主者血，心血一虚，神气一守，惊悸所由来也。法当补气养血为主。"本病案患者以虚证为主，患者久病体虚，感受外邪，正气亏虚，心气不足，鼓动无力，不能化生心血而致心神失养。方中以三七、人参、黄芪补心之气血；炒白术健脾益气，促进气血生化；远志健脾化痰以安神，酸枣仁以养心安神，龙骨、牡蛎以重镇安神，加之合欢皮以解郁宁心安神；鸡内金、神曲、麦芽以消食健脾和胃；佐以陈皮理气以防滋腻碍胃。二诊患者主症明显改善，但仍睡眠差，易醒，食少，加珍珠母、焦山楂以镇心安神，消食和胃。本病虽病位在心，但"心病治心，不唯心"，而采用健脾法以促进气血化生，使心有所主，从而达到治疗心悸目的。

案例 7

方某，男，54 岁。

初诊（2023 年 4 月 3 日）

主诉：阵发性心悸、气短 10 年，加重 4 天。

现病史：患者 10 年前无明显诱因出现心悸，呈阵发性，伴胸闷、气短，曾诊断为"心房颤动"，于 2015 年行射频消融术后房颤消失，术后三年复发，性质症状同前，4 天前患者劳累后症状进一步加重，平时口服倍他乐克 45.7mg+心律平（盐酸普罗帕酮片）控制，现患者症见阵发性心悸，气短，乏力，口干，口苦，自汗多，心烦，睡眠不佳，多梦，腹胀，饮食欠佳，大便干，夜尿频，2~3 次/日。舌红，苔黄腻，脉弦滑。

既往史：房颤 10 年。有手术史，房颤射频消融术后 8 年。

辅助检查：①心电图示：心房纤颤（快速心室率）；②彩超检查报告：左房增大主动脉瓣反流（少量）二尖瓣反流（少量）左室舒张功能减低结合临床。

中医诊断：心悸（痰火扰心证）。

西医诊断：持续性心房颤动。

治则：清热化痰，宁心安神。

处方：黄连温胆汤加减。

黄连 10g，枳实 10g，半夏 15g，竹茹 15g，陈皮 15g，麸炒白术 20g，茯苓 20g，丹参 10g，三七粉 5g，水蛭 5g，甘松 10g，陈皮 10g，栀子 10g，蜜远志 20g，龙骨 20g，牡蛎 20g，珍珠母 20g，石菖蒲 20g。

7 剂，日 1 剂，水煎 300mL，早晚分服。

二诊（2023 年 4 月 10 日）

现患者症见阵发性心悸气短明显改善，乏力口干改善，口苦自汗多症状减轻，心烦减轻，睡眠改善，饮食正常，二便正常。

继续前方 7 剂，口服。

7 剂，日 1 剂，水煎服 300mL，分早晚各一次口服。

按：心悸的形成中医学认为与心虚胆怯、心血不足、心阳衰弱、水饮内停、瘀血阻络、痰火扰心等因素有关。嗜食醇酒厚味、煎炸炙煿，蕴热化火生痰，痰火上扰心神则为悸。"心者，身之主，神之舍也。"心血不足，多为痰火扰动，故见此病。黄连、竹茹清热降逆，陈皮、枳实理气化痰，半夏燥湿化痰、和胃降逆，茯苓健脾宁心，白术健脾燥湿，加强益气之力，共奏益气健脾之功。丹参、三七粉活血化瘀、通络止痛，水蛭破血逐瘀，心悸患者治当重安神，故龙骨牡蛎相须为用重镇安神，远志、珍珠母宁心安神，石菖蒲以开通心窍、宣气除痰。栀子清心除烦。甘松开郁醒脾。

案例 8

高某，女，57 岁。

初诊（2022 年 7 月 1 日）

主诉：阵发性心悸气短 1 个多月，加重 2 天。

现病史：患者于 1 个月前出现心悸、胸闷痛、气短，无头晕头痛，曾到黑龙江远东心脑血管医院住院治疗，病情好转后出院（具体用药及剂量不详）。随后上述症状间断发作，一直口服"倍他乐克、稳心颗粒、抱龙丸、柏子养心丸、复方丹参滴丸"维持治疗。2 天前患者因生气后突发上述症状加重，遂来我院我科就诊，现患者阵发性心悸、胸闷痛、气短，乏力，活动后加重，饮食正常，便秘，小便正常，心烦、健忘，盗汗，入睡困难、少寐多梦，舌淡苔薄白，脉细弱。

既往史：腰椎间盘突出症 2 年，冠脉肌桥。

辅助检查：心电图示窦性心动过缓，ST-T 改变，室性早搏，心脏彩超检查结果左室舒张功能减低，心动过缓。冠脉 CT 示：左前降支局限性非钙化斑块，管腔轻中度狭窄，中段肌桥。

中医诊断：心悸（气阴两虚证）。

西医诊断：室性期前收缩，冠状动脉粥样硬化性心脏病。

治则：健脾宁心，益气养血。

处方：生脉散合归脾汤加减。

人参 10g，麦冬 15g，五味子 15g，黄芪 30g，茯神 15g，麸炒白术 15g，远志 20g，炒酸枣仁 20g，当归 20g，柴胡 15g，白芍 15g，炙甘草 15g，牡丹皮 10g，栀子 10g，火麻仁 10g。

7剂，日1剂，水煎300mL，早晚分服。

二诊（2022年7月13日）

阵发性心悸、胸闷痛、气短明显减轻，乏力减轻，活动后加重，饮食正常，二便正常，心烦、健忘减轻，盗汗减轻，睡眠尚可，舌淡苔薄白，脉细弱。

继续前方中药汤剂7剂，口服，服法同前。

按：心悸本身属于中医病证名，中医对心悸的治疗已有相对成熟的理论，按照中医辨证分型治疗原理，中医将心悸划分为心虚胆怯证、心血不足证、阴虚火旺证、心阳不振证、水饮凌心证、瘀阻心脉证、痰火扰心证、气阴两虚型等多种分型，其中，以气阴两虚型最为常见，中医认为气阴两虚型心悸主要是因先天禀赋不足、七情所伤、体质虚弱导致气、血、阴、阳亏虚所致，治疗的关键在于健脾宁心、益气养血，根据这一机制，故采用生脉散合归脾汤加减。方中人参益气生血，养血补脾；黄芪可补气升阳、利湿利水，麦冬可养阴润肺、益胃生津、清心除烦，茯神宁心安神，酸枣仁养心益肝，安神敛汗。远志安神益智，养心助脾，交通心肾，两药合用既滋养阴血又交通心肾。五味子可养阴固精、保肝护肝，炒白术可补气健脾，燥湿利水，当归补血活血，炙甘草可补脾和胃、益气复脉，患者情志不遂，柴胡、白芍合用，补散兼施，既疏达肝邪，又养阴滋液，和解肝脾。牡丹皮、栀子清肝泻热凉血，火麻仁润肠通便。

第四节　心脏神经症

心脏神经症，也叫神经血循环衰弱症，指由于精神紧张、焦虑，或是情绪激动、精神创伤等因素，导致中枢神经系统与抑制神经系统的功能发生失调，进而影响了神经系统对心脏的调控，以致心血管系统产生了功能性的紊乱，最终所引发的一系列症状。

此病中医学中又称"郁证""脏燥""奔豚气""不寐""惊悸""心悸"等范畴。《黄帝内经》云："余知百病生于气也。怒则气上，喜则气缓，悲则气消，恐则气下，惊则气乱，思则气结"。情志失调为本病的主要致病原因。在临床中运用中医中药调理可以从根本上去调理，使心有所养，神安所藏之地。

案例

孟某，男，51岁。

初诊（2013年12月24日）

主诉：心悸，胸闷乏力1年，加重1周。

现病史：患者心悸，胸闷，气短，乏力一年有余，偶伴有胸痛，膝以下多汗，腹胀，大便不成形，舌质淡，舌质中间有裂纹，边有齿痕，脉沉。

中医诊断：心悸（肝郁脾虚）。

西医诊断：冠心病。

治则：疏肝健脾养血，养心安神之法，

处方：以逍遥散加减。

当归20g，白芍20g，茯苓20g，白术20g，柴胡20g，陈皮20g，远志20g，酸枣仁20g，合欢皮20g，夜交藤20g，葛根20g，全蝎10g，川芎20g，甘草20g，苍术20g，煅龙骨20g，煅牡蛎20g，神曲20g，炒麦芽20g，鸡内金20g，薏米20g，黄连10g，扁豆20g。

服用方法：7剂，水煎服，日1剂。

二诊（2013年12月31日）

病史：膝以下多汗消失，心悸，胸闷，气短减轻，大便仍不成形，胃脘部胀闷，无疼痛，舌质淡，舌质中间有裂纹，边有齿痕，脉沉。脾虚生湿，湿邪下注大肠则见大便仍不成形，中焦气机阻滞则胃脘部胀闷。

处方：换参苓白术散加减治疗。

法半夏10g，茯苓20g，白术20g，黄连3g，神曲20g，炒麦芽20g，鸡内金20g，川楝子10g，柴胡10g，陈皮10g，薏米20g，扁豆20g，远志20g，酸枣仁20g，合欢皮20g，鸡血藤20g，甘草20g，龙骨20g，牡蛎20g，珍珠母20g，青皮10g。

服用方法：7剂，水煎服，日1剂。

三诊（2014年1月6日）

病史：心悸消失，夜间时有胸闷，大便略稀，舌质淡，舌边有齿痕，脉弦。

处方：前方加苍术15g，燥湿健脾。

服用方法：7剂，水煎服，日1剂。

随诊：患者症状好转，大便正常。

处方：去燥湿药，继服7剂。

按：患者平素情志不遂，郁怒伤肝，肝郁乘脾，脾虚生湿，湿邪困脾，气机不畅则腹胀，大便不成形，舌边有齿痕；肝失疏泄，肝气郁结，致胸闷心悸；"肝藏血，心行之"，肝血不藏，心不行血，心失养则心悸；"血为气之母"，血不化气故见气短、乏力；脉沉均为气虚的征象。遂以逍遥散加减疏肝健脾，养心安神。方中当归养血和血且其味辛散，为血中之气药；白芍养血敛阴，柔肝缓急；茯苓、白术、甘草健脾益气；神曲、炒麦芽、鸡内金健脾养胃，实土以御木乘；柴胡、陈皮疏肝解郁，使肝郁得以条达；远志、酸枣仁、合欢皮、夜交藤养心安神；煅龙骨、煅牡蛎镇静安神；苍术、薏米、扁豆健脾化湿；二诊患者大便仍不成形，湿邪偏重，改为参苓白术散加减，并加长于燥湿的法半夏。三诊大便略稀，加苍术健脾燥湿。本病肝脾同治，体现了"见肝之病，知肝传脾，当先实脾"的治疗思想。

心脏神经症病位在心肝肾，病初实证较常见，日久转为虚证，此虚证以肝肾两脏之阴虚火旺为主，因此临床需要辨证施治、因人制宜，才可产生疗效。钱盈莹、李文杰曾提出运用逍遥散加味治疗肝郁脾虚型心脏神经症的疗效优于常规治疗；孙国朝，常俊华等人运用丹栀逍遥散加减联合倍他乐克治疗心脏神经症肝气郁结证疗效显著，有助于缓解患者的焦虑抑郁状态，且安全性较高。从而，这也说明了中药汤剂对此类疾病起到了巨大的作用，在今后的临床过程中我们更应认真辨别疾病，因人施治，减少患者的疾患而努力前行。

第五节 慢性心力衰竭

慢性心力衰竭（CHF）是由于多种原因导致心脏结构和（或）功能的异常改变，使心室收缩和/或舒张功能发生障碍，从而引起的一组复杂的临床综合征。常继发于高血压、冠心病、瓣膜性心脏病、心肌病等疾病。其主要特点是呼吸困难、水肿、乏力等。历代中医古书中无心力衰竭这一病名，根据病因病机、证候特点等方面的深刻认识，可归属为"心悸""水肿""喘证""痰饮""心水""积聚"等病证范畴，该病为本虚标实之证，由外邪侵袭、饮食不节、情志失调、劳倦体虚等引起，导致心的气血阴阳亏虚，并与肺、脾、肾等脏密切相关，产生出痰饮、血瘀、水饮等病理产物。针对不同病因，分为采用温阳利水、补益心气、益气养阴、泻肺平喘、化痰等治疗大法，中医药治疗慢性心力衰竭疗效显著，能够改善症状、增加活动耐量、提高生活质量，还可改善血流动力学指标、降低恶性心律失常发生的概率、抑制心室重塑等。袁老师认为慢性心力衰竭往往心肺俱累，反复发作，迁延难愈。心肺同治是预防和治疗慢性心力衰竭的重要原则之一。分清主次的同时，将治肺贯穿于心力衰竭治疗的始终。

案例 1

潘某，女，80 岁。

初诊（2013 年 8 月 15 日）

主诉：眼睑及双下肢浮肿 3 年，加重 1 周。

病史：患者 3 年前出现眼睑及双下肢浮肿，多次住院治疗，近 1 周症状加重，现患者胸闷气短，不能平卧，呼吸困难，汗多，食饱胃脘疼痛，周身酸楚疼痛，大便无力，畏寒，舌质中间裂纹，苔薄白，脉沉。

既往史：冠脉支架 11 年，支架后心肌梗死 3 次，膝关节置换术 8 年。

辅助检查：①心脏彩超：主动脉瓣钙化，二尖瓣钙化，左室舒张动能降低；②心电示：ST-T 改变。

中医诊断：水肿（心脾阳虚）。

西医诊断：心力衰竭，冠心病，陈旧性心肌梗死。

治则：健脾益气、温阳利水。

处方：苓桂术甘汤合葶苈大枣泻肺汤加减。

桂枝 20g，薤白 20g，葶苈子 20g，防己 20g，柴胡 20g，陈皮 20g，黄芪 50g，人参 10g，焦槟榔 20g，莱菔子 20g，神曲 20g，鸡内金 20g，甘草 20g，肉桂 20g，茯苓 20g，白术 20g，虎杖 20g，泽兰 15g。

10 剂，日 1 剂，水煎 300mL，分早晚各一次，空腹温服。

二诊（2013 年 8 月 26 日）

患者眼睑及双下肢水肿减轻，能平卧，无胃痛，活动时呼吸困难、胸闷气短，睡眠差，大便无力，舌质中间裂，苔薄白，脉沉。

前方加煅龙骨 20g，煅牡蛎 20g，山药 20g，山茱萸 20g。

15 剂。随诊患者状态良好，继服上方一个多月。

按：患者反复心梗，平素调养失当，损伤心阳，心阳不振，气机阻滞则见胸闷气短；"心者，生之本，五脏六腑之大主"，心血不能供养于脾而致其健运失司，水湿内停，溢于肌肤而见眼睑及双下肢浮肿；水气凌肺，肺失宣降而呼吸困难；汗为心之液，心阳不足不能固摄津液而汗出；心主血脉，"奉心化赤"，心阳不足，心火虚衰，血液化生障碍，正如唐宗海《血证论》说："火者，心之所主，化生血液以濡养全身"，心神失养而睡眠差；大便无力、畏寒均为阳气虚的表现。遂以健脾益气，温阳利水为治则，方中桂枝、薤白温阳化气；茯苓、白术健脾益气，渗湿化饮；防己利水渗湿以消肿，祛风渗湿以止痛；葶苈子泻肺利水；黄芪益气补虚而固表兼利水；人参大补元气；柴胡、陈皮行气止滞；神曲、鸡内金健脾养胃；焦槟榔、莱菔子健脾行气消积；虎杖、泽兰清热渗湿活血，诸药合用共奏温阳行水，补气活血之功。二诊时患者湿气已去大半，阳气来复，加龙骨、牡蛎镇静安神，山药、山茱萸补益脾肾，本病首先去有形之邪气，继而治心脾肾之本而愈。

案例 2

才某某，女，83 岁。

初诊（2013 年 4 月 22 日）

主诉：动则喘促，心悸 2 个月。

病史：患者 2 个月前因劳累出现动则喘促、心悸，夜间阵发性呼吸困难、气短，胸闷，乏力，食少，舌质淡红，少苔，脉沉。

既往史：冠心病病史 20 年；房颤病史 10 余年；高血压病病史 7 年，血压最高达 220/80mmHg；胆囊炎病史 3 年；胸腔积液 2 个月；肺结节、肺不张 2 个月。

辅助检查：①心电图：快速房颤，完全左束支传导阻滞；②心脏彩超：左室增大，左室舒末内径 53mm，左室缩末内径 38.2mm，左室顺应性降低，主动脉硬化，主动脉瓣及二尖瓣钙化，二尖瓣少量反流；③肺 CT 示：双肺炎症，右肺上叶结节影，右肺中叶部分不张，双侧胸腔积液，心包少量积液。

中医诊断：悬饮（水饮凌心）。

西医诊断：心力衰竭胸腔积液，心包积液，冠心病，心房颤动，高血压病3级（极高危）肺结节。

治则：泻肺平喘，利水消肿。

处方：苓桂术甘汤合葶苈大枣泻肺汤加减。

葶苈子20g，桑白皮20g，双叶20g，茯苓20g，白术20g，防己20g，柴胡20g，陈皮20g，黄芩5g，人参15g，黄芪50g，甘草20g，鸡内金20g，神曲20g，麦芽20g，莱菔子20g，槟榔20g。

15剂，日1剂，水煎300mL，分早晚各一次，空腹温服。

二诊（2013年5月7日）

患者喘促、气短、胸闷症状减轻，但夜间噩梦频繁，咽痒干咳，夜尿频，舌质淡红，少苔，脉沉。

上方加清热养阴，养心安神之品。前方加射干10g，玄参15g，远志20g，酸枣仁20g，龙骨20g，牡蛎20g，神曲20g，麦芽20g，龙眼肉20g。7剂，水煎服。

三诊（2013年5月15日）

心悸，动则乏力及夜间阵发性呼吸困难消失，但仍多梦，无噩梦。舌质淡红，少苔，脉弦。

治法：益气健脾，养心安神。

处方：归脾汤加减。

当归20g，白芍20g，茯苓20g，白术20g，柴胡20g，陈皮20g，远志20g，酸枣仁9g，人参15g，神曲20g，麦芽20g，鸡内金20g，甘草20g，黄芪20g，桔梗20g，葶苈子15g，杏仁10g，龙骨20g，牡蛎20g。7剂，水煎服。

四诊（2013年5月22日）

诸症减轻，仍多梦。

上方加合欢皮20g，夜交藤20g，7剂，水煎服。

五诊（2013年5月30日）

诸症减轻，噩梦消失，病人可在家行走，运动能力明显提高。上方加山药20g，山茱萸20g。7剂，水煎服。

六诊（2013 年 6 月 5 日）

复查胸片示：胸腔积液、心包积液均消失。

按：老年女患，平素体质虚弱，劳倦思虑，心肺气虚，肺主气司呼吸，心主血脉，心肺气虚故胸闷气短，心悸，乏力，呼吸困难。动则气耗，故活动后症状加重。劳倦伤脾胃，脾胃亏虚，运化失职，故食少纳呆。脾失健运，水湿内停，上逆凌肺，形成虚实夹杂之悬饮。"急则治其标，缓则治其本"，首选葶苈大枣泻肺汤，防己黄芪汤加减以泻肺利水，下气平喘，佐以益气健脾药顾护正气。二诊心肺阴亏明显，加清热养阴，宁心安神之品。三、四诊邪气已去，正气不足，重点用于益气健脾，养心安神，采用归脾汤加减治疗。五诊佐补肾益精，扶助肾气之品，以补肾纳气，提高免疫。后随诊病人痊愈。

案例 3

马某某，男，58 岁。

初诊（2009 年 9 月 7 日）

主诉：喘促、气短 10 余年，加重 3 天。

病史：患者 10 余年前出现胸闷、憋气、心悸、活动后喘促、双下肢水肿，诊断为"肥厚型心肌病、心力衰竭"，10 年来上述症状反复发作，3 天前患者症状加重，不能平卧，现患者胸闷、憋气、心悸、活动后喘促、双下肢水肿，纳少，便秘，舌体胖大、边有齿痕、苔薄白、脉弦。

既往史：主动脉瓣置换术后 15 年；肥厚型心肌病病史 10 余年；阵发性房颤病史 6 年。

查体：血压：90/60 mmHg，一般情况差，面色少华，口唇、舌质及四肢甲床发绀，双肺可闻及湿啰音，心率 70 次/min，律齐，心尖区及主动脉瓣区可闻及 3 级收缩期杂音，双下肢中度水肿。

辅助检查：①心电图：左室肥大伴劳损，左房肥大；②心脏彩超：右室内径 22 mm，左房内径 53 mm，左室舒张末内径 70 mm，左室收缩末内径 40 mm，室间隔厚度 15.3 mm，室间隔收缩末内径 21.8 mm，左室后壁厚度 8.7~17.5 mm，右室流出道 34 mm，左心室射血分数（LVEF）73%。提示左心增大、左室顺应性减低、左室向心性肥厚（肥厚型非梗阻性心肌病）、二尖瓣中度闭合不全、主动脉瓣置换术后瓣膜狭窄伴轻度闭合不全。

中医诊断：喘证（心肾阳虚、水饮内停）。

西医诊断：肥厚型心肌病，心力衰竭，心功能Ⅳ级，主动脉瓣置换术后。

治则：泻肺利水，下气平喘。

处方：葶苈大枣泻肺汤加减。

葶苈子 20g，桑白皮 20g，双叶 20g，茯苓 20g，白术 20g，防己 20g，黄芩 5g，黄芪 50g，枳实 15g，泽泻 15g，厚朴 15g，鸡内金 20g，神曲 20g，麦芽 20g，莱菔子 20g，槟榔 20g。

15 剂，日 1 剂，水煎 300mL，分早晚各一次，空腹温服。

二诊（2009 年 11 月 14 日）

患者现胸闷、憋气、心悸、活动后喘促均好转，尿量增，大便通，纳可。舌质淡紫，苔薄白，脉弦。

前方加桂枝 20g，薤白 20g，仙茅 20g，肉桂 20g，生地 20g，山药 20g，山茱萸 20g。诸药合用，共奏温补心肾，扶阳益阴之功。7 剂，水煎服。

三诊（2010 年 3 月 22 日）

诸症消失，面色红润，食纳正常，生活如常人，可参加轻度体力劳动。

按：患者反复喘促、气短 10 余年，久病肾阳虚衰，肾元亏虚，肾不纳气而喘憋。肾阳虚衰，水饮内停，故浮肿。肾为气之根，肺为气之主，日久肺肾气虚，肺与大肠相表里，腑气不通，故初诊予葶苈大枣泻肺汤加减，以泻肺利水，下气平喘，通利腑气。本方重用葶苈子，其入肺、心、脾、膀胱经，《神农本草经》："主癥瘕积聚结气，饮食寒热，破坚逐邪，通利水道。"现代药理研究葶苈子既有强心之力，又有泻肺行水之效，在临床治疗慢性心力衰竭中，对肢体出现水肿的患者多加用葶苈子，常取得较好的疗效。其与桑白皮相须为用，共奏泻肺平喘、利水消肿之功。枳实、厚朴二药配伍，可增强行气散结、消痰除满作用。此即朱丹溪所谓"提壶揭盖"法，肺为上焦，而膀胱为下焦，上焦与下焦相通，今上焦闭则下焦塞，"比如滴水之器，必上窍通而下窍之水出焉"。二诊，胸闷、憋气、心悸、活动后喘促均好转，尿量增多。偶有胸闷、气短，双下肢轻度水肿，舌体胖大、边有齿痕、苔薄白、脉弦。中医辨证：心肾阳虚，根据中医缓则治其本的原则，宜温补心肾，方用桂枝、薤白、茯苓、白术、山药、山茱萸等为主，服 7

剂，诸症消失。

案例 4

张某某，女，40 岁。

初诊（2015 年 5 月 4 日）

主诉：喘促伴下肢浮肿 3 年。

病史：3 年前，患者开始出现胸闷、心悸、动则喘促等症状，伴畏寒、四肢不温，腹股沟以下浮肿，间断口服利尿剂治疗。现下肢重度浮肿，按之凹指，面色少华，心悸，气短，动则喘促，畏寒肢冷，口唇青紫，尿少腹胀，腹部膨隆，食少，舌暗淡，舌苔白，脉结代。

既往史：缩窄性心包炎病史 10 年，心包剥离术病史 9 年。

辅助检查：①心电图示：房颤，ST-T 改变；②心脏超声示：双房增大；③肝胆超声示：肝大，腹水。

中医诊断：水肿（阳虚水泛）。

西医诊断：缩窄性心包炎，心力衰竭，心房颤动。

治则：益气强心，温阳利水。

处方：生脉散合真武汤加减。

人参 15g（单煎），麦冬 10g，五味子 10g，白术 20g，甘草 10g，葶苈子 10g（包煎），茯苓 20g，大腹皮 10g，附子 5g，生姜 10g，厚朴 10g，桂枝 10g，桑白皮 10g。

10 剂，日 1 剂，水煎 300mL，分早晚各一次空腹温服。

二诊（2015 年 5 月 14 日）

双下肢浮肿稍减，轻微活动依然心慌、气喘，四肢不温，饮食增加，面色苍白，口唇色淡，少寐，舌淡，苔少，脉结代。

人参 10g，麦冬 10g，五味子 10g，白术 15g，茯苓 30g，黄芪 50g，生龙骨 30g，生牡蛎 30g，干姜 10g，附子 5g，细辛 5g，陈皮 10g，丹参 30g，葶苈子 10g，炒枣仁 20g，远志 20g，桂枝 10g，桑白皮 10g，甘草 10g。14 剂，水煎服。

三诊（2015 年 5 月 18 日）

心悸、气短基本不显，下肢水肿明显减轻，大腿不肿，饮食尚可，体力恢复，已能正常工作。

继服上方 14 剂巩固疗效。

按：中医学认为，本病的关键在于心肾阳气虚衰，复感外邪或劳倦过度等为发病的诱因。心肾阳气衰微，阳损及阴，阴阳两虚。阳虚则心搏无力，阴虚则濡养乏源，故本病有心血瘀阻（口唇青紫、舌暗），肾虚水泛（水肿），脾阳虚衰（食少腹胀）等主要病机表现。温阳益气，养阴复脉，通经活络，利水消肿为其治疗大法。生脉散益气养阴复脉，真武汤温阳化气利水，两方合一，心肾双调，脾肾两补，肺气得复；桑白皮、葶苈子泻肺利水，"提壶揭盖"，龙骨、牡蛎、桂枝、甘草益心阳固涩安心神。其病属心阳亏虚，肾阳虚衰，水气凌心，肺虚失敛，肾气不纳。以大补元气，强心健脾，补肺固肾，温阳化饮之法，心悸、气短基本不显，夜卧安，饮食正常，体力恢复。

案例 5

樊某，男，39 岁。

初诊（2021 年 6 月 4 日）

主诉：胸闷气短喘促 3 个月，双下肢浮肿 10 天。

病史：该患 3 月前因着凉感冒后自觉胸闷，气短，伴有喘憋，夜间不能平卧，咳嗽，就诊于远东心脑血管病医院。心脏彩超提示：PCI 术后，全心增大，二尖瓣大量反流，三尖瓣大量反流，肺动脉高压，左室收缩及舒张功能减低、心包少量积液；EF：42%，FS：20%；肺 CT 示：双肺间质性改变。心影增大。双侧胸腔积液，右侧为著。诊断为"冠心病，心衰，PCI 术后"。住院期间一直用扩张血管西药治疗。出院后患者病情时轻时重。入院 10 天前，胸闷、气短加重，出现双下肢浮肿，腹胀，活动后喘促，未予以重视，5 天后开始出现腹部胀满，尿少，胸闷、气短较前加重，喘促不能平卧，我院门诊以"心力衰竭"收入我病区。入院时患者症见胸闷、气短，双下肢浮肿，活动后喘促，腹胀，手足不温，手指尖麻，睡眠不佳，大便时干时稀，饮食少，小便量少。舌质暗，苔薄白，脉沉细无力。

既往史：冠心病、心肌梗死病史 7 个月，冠状动脉支架植入后 7 个月，心力衰竭病史 3 个月。

查体：脉搏：94 次/分，血压：99/74 mmHg。双肺呼吸音清音，双肺底可闻及干湿性啰音；HR：94 次/分，心律齐，心音低，心界向左扩大。双下肢明显浮肿。

辅助检查：心脏彩超提示：左房增大，节段性室壁运动减弱，二尖瓣反流（少量），三尖瓣反流（大量），左心功能减低，EF：27%，FS：13%。（2021 年 6 月 4 日）。

消化系彩超提示：胆囊壁增厚水肿，提示：腹腔积液。（2021 年 6 月 5 日）。

肺 CT：双肺上叶及下叶多发实性小结节，建议随诊复查。心影增大，心包积液、右侧胸腔积液伴双肺下叶小叶间隔增厚，间质性肺水肿改变可能大。双侧胸膜增厚。提示：腹水。皮下脂肪层浑浊，考虑水肿状态。（2021 年 6 月 4 日）。

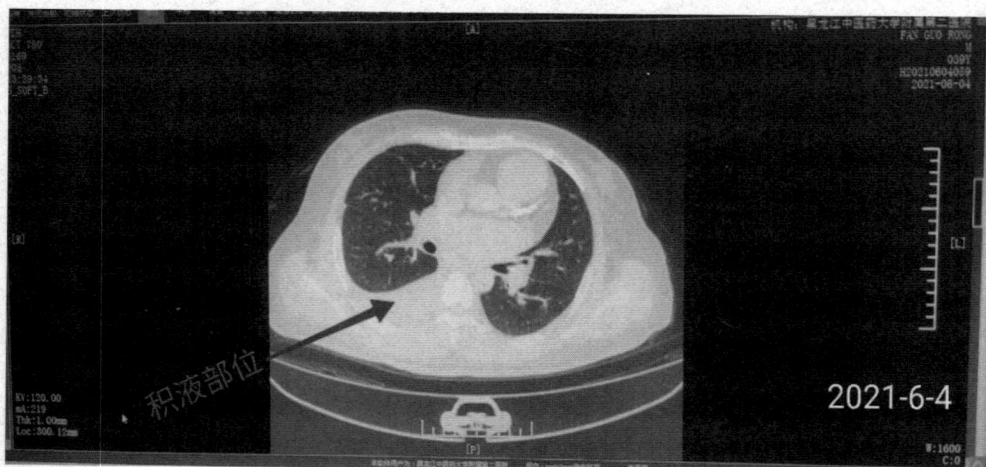

中医诊断：心衰病（阳气亏虚血瘀证）。

西医诊断：慢性心力衰竭，冠心病，冠状动脉支架植入后状态，陈旧性心肌梗死。

治则：温阳益气，活血化瘀。

处方：防己黄芪汤，真武汤合葶苈大枣泻肺汤加减。

黄芪 50g，茯苓 20g，白术 20g，炒葶苈子 15g，防己 15g，肉桂 15g，炙甘草 15g，黑顺片 10g，人参片 10g，三七粉 5g，槟榔 10g，炒莱菔子 10g，陈皮 10g，醋北柴胡 10g。

7 剂，每日 1 剂，水煎 300mL，早晚分服。

6月11日：服药7剂后，患者症见胸闷气短好转，双下肢浮肿略减轻，活动后喘促，腹胀减轻，手足不温，手指尖麻，睡眠不佳，大便时干时稀，饮食可，小便量少。前方加陈皮10g，醋北柴胡10g，川芎15g，细辛5g，再服7剂，服法同前。

6月21日：服药14剂后，患者胸闷、气短明显好转，双下肢浮肿明显减轻，活动后喘促好转，腹胀明显减轻，手足不温好转，手指尖麻减轻，睡眠好转，尿量明显增多。前方加防风15g，再服7剂。

复查心脏彩超提示：左心增大，主动脉瓣反流（少量），二尖瓣反流（中量），三尖瓣反流（中—大），肺动脉高压（中度），左室收缩及舒张功能减低，EF：43%，FS：21%。（2021年6月23日，复查）。

6月28日：服药21剂，患者偶有胸闷、气短，偶有活动后喘促，腹胀明显减轻，手足温度正常，手指尖麻明显减轻，睡眠好转。前方加山药20g，鸡内金20g，姜半夏10g，服法同前，再服7剂。

二诊（2021年7月22日）

现症：患者阵发性胸闷、气短，偶有活动后喘促，夜间可平卧，双下肢轻度浮肿，腹胀消失，略畏寒，睡眠尚可，大便干，饮食正常，尿量每天2 L左右。舌质暗，苔薄白，脉沉细。

心脏彩超提示：全心增大，左室壁运动减低欠协调——间隔及前壁为著，二尖瓣反流（大量），三尖瓣反流（少中量），肺动脉高压（轻度），左心功能减低，EF：42%，FS：23%。（2021年7月22日）。

消化彩超检查：肝胆脾胰腺未见明显异常。（2021年7月23日）。

肺CT：双肺多发实性及磨玻璃结节。双肺下叶索条。心脏增大，考虑伴间质性肺水肿可能。右侧胸膜增厚伴右侧少量胸腔积液，与2021年6月4日，原片对比，胸腔积液较前明显减少。

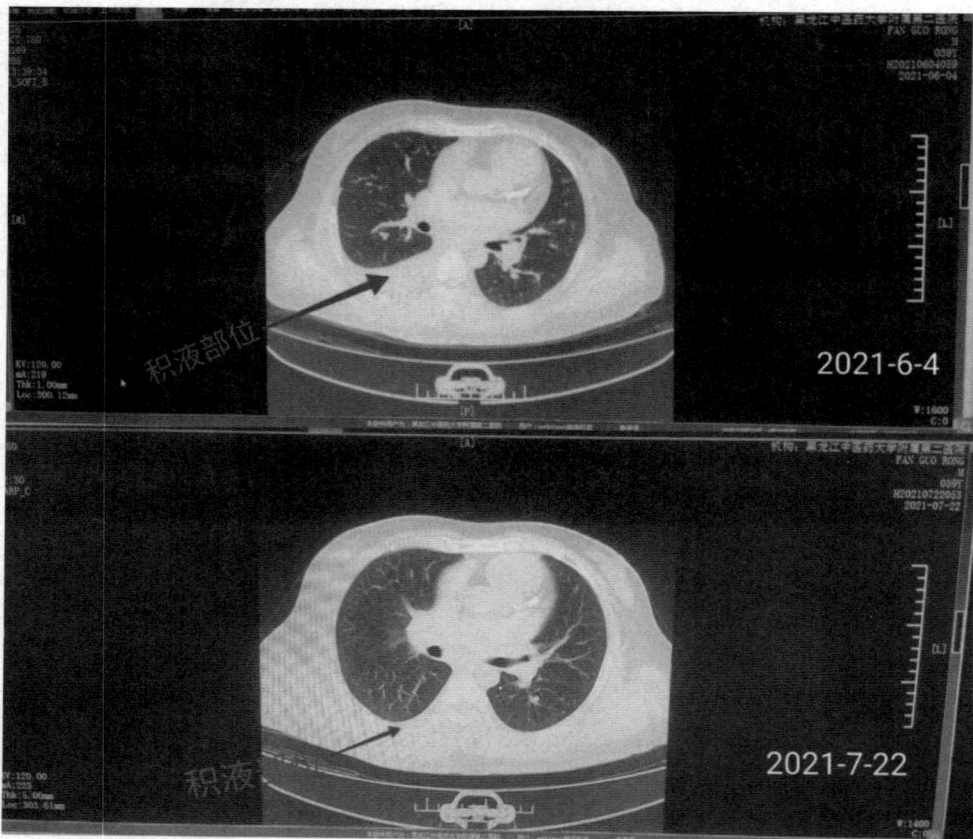

根据病情予中药膏方以调理病情，处方如下：

黄芪1200g，茯苓480g，白术480g，葶苈子240g，防己240g，肉桂240g，炙甘草240g，黑顺片480g，人参片240g，三七粉120g，陈皮240g，山药480g，炒鸡内金480g，山萸肉480g，神曲480g，麦芽480g，丹参480g，当归240g，地黄480g，鹿角胶300g。

1剂，每次20g，早晚两次口服。

三诊（2021年9月16日）

服中药膏方1剂，现症：患者偶有活动后胸闷、气短，无喘促，夜间可平卧，双下肢轻度浮肿，手足不温消失，睡眠尚可，大便干，小便正常，饮食正常。舌质暗，苔薄白，脉沉细。

心脏彩超提示：全心增大，左室壁运动减低不协调，二尖瓣反流（大量），三尖瓣反流（大量），肺动脉高压（中度），左心功能减低，EF：36%；FS：16%。

前方加野生灵芝片 20g，醋北柴胡 20g，每次 20g，早晚两次口服，再服12 剂。

四诊（2021 年 11 月 18 日）

服药 2 剂后患者胸闷、气短、喘促症状消失，水肿消失，于 2 日前感冒后流鼻涕，咽痛，舌质淡暗，苔薄白，脉沉细。

心脏彩超提示：全心增大，室壁运动减低不协调，二尖瓣反流（大量），三尖瓣反流（大量），肺动脉高压（中度），左心功能减低，EF：36%；FS：18%。前方加防风 20g，双花 40g，再服 1 剂。

肺 CT：双肺多发结节。双肺下叶索条。心脏增大，考虑伴间质性肺水肿可能。右侧胸膜增厚，与 2021 年 7 月 22 日的原片对比，胸腔积液消失。

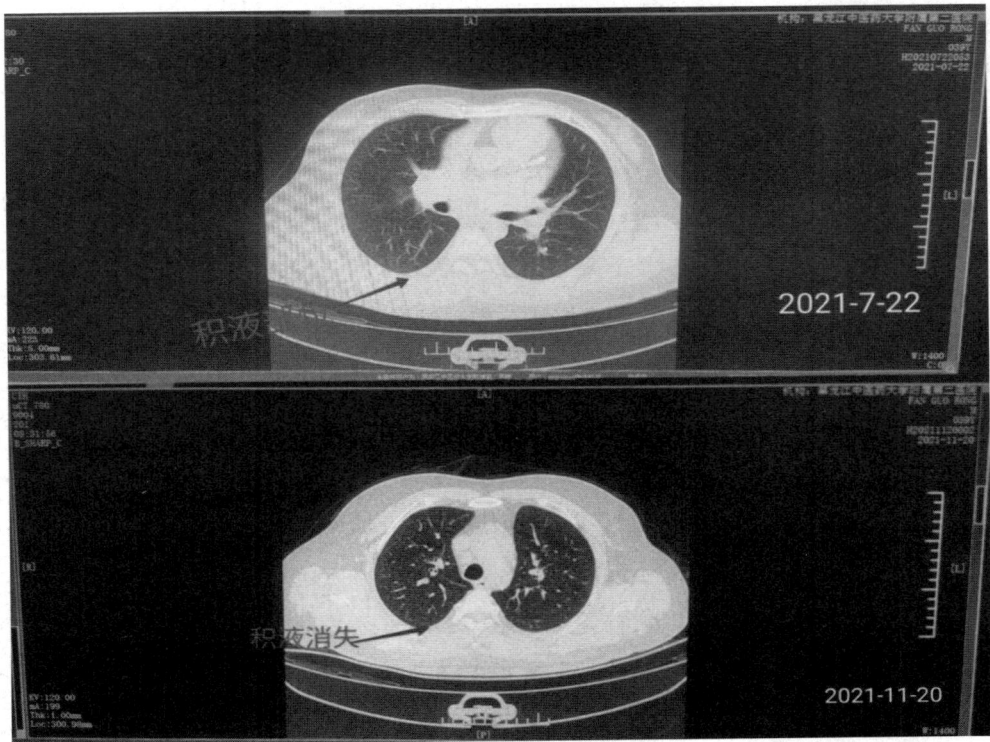

五诊（2021 年 12 月 22 日）

服药后患者无活动后胸闷、气短、喘促，夜间可平卧，双下肢无浮肿，睡眠二便正常。舌质淡暗，苔薄白，脉沉细。

心脏彩超提示：全心增大，室壁运动减低不协调，二尖瓣反流（大量），三尖瓣反流（大量），肺动脉高压（中度），左心功能减低，EF：41%；FS：20%。疗效显著，前方继续服 1 剂。之后随诊，病情稳定。

按：本案为心衰病阳气亏虚血瘀证。心力衰竭虽是局部之病，却是全身之疾。心与五脏之气相连，一脉相承。慢性心力衰竭的基本病机为本虚标实，以心气耗竭为主，进而损及肺、肾、肝、脾四脏，导致全身气血阴阳紊乱。因此，在治疗心力衰竭时，常从治肺入手，心肺同治，同时兼顾肝脾肾。本科室长期致力于心力衰竭的临床研究与治疗，分别从阳气亏虚血瘀证、气虚血瘀证、气阴两虚血瘀证进行辨证治疗，并习惯用中医膏方治疗心衰，使心衰患者的运动耐力明显增强，患者的生活质量显著提高，疗效十分显著。肺为水之上源，与心同居于上焦，心肺气虚，肃降失司，故见胸闷、喘促、咳嗽；脾运水湿，主升，胃化水浊，主降，位于中焦，中阳虚弱，升降失司，肝气郁而不达，横逆犯上，湿浊中阻则见大便时干时稀、饮食少；肾为水之主，肾阳虚衰，水无所主而妄行，气化不利故见下肢肿胀、溲少脉沉细而无力，为阳虚之候。《黄帝内经》："阳气者，若天与日，失其所，则折寿而不彰。"故该患者共服汤药 28 剂，中药膏方 4 剂，始终以温阳利水为法。主方以真武汤、防己黄芪汤、葶苈大枣泻肺汤加减，辅以血府逐瘀汤加减，防己黄芪汤、真武汤以温补肾阳、利水消肿，葶苈大枣泻肺汤以泻肺行水、下气平喘，血府逐瘀汤活血化瘀，活用古方，疗效显著。本方葶苈子泻肺平喘、利水消肿，上能泻肺降气平喘，下能导膀胱以利水消肿，在全方配伍治疗心力衰竭时可清肺化痰、利湿消肿；茯苓、白术健脾益气，渗湿化饮；防己利水渗湿以消肿；黄芪益气补虚而固表兼利水；瘀血明显本方加用丹参、三七以增强活血化瘀之效；消化道瘀血，食欲不振，除利尿消瘀外，本方还加用鸡内金、神曲、麦芽以消食和胃，另用人参以大补元气，柴胡、陈皮疏肝理气健脾。总之，在治疗心力衰竭时，应在辨证论治的基础上注重泻肺平喘，活血利水，理气健脾，同时强调心肺同治。

案例 6

杨某，男，77 岁。

初诊（2022 年 6 月 19 日）

主诉：胸闷喘促 1 年余，加重 1 月。

现病史：患者于 1 年前因摔倒后出现胸闷气短、喘促，夜间不能平卧，曾于哈医大二院和我院住院治疗，诊断为"心衰、房颤、脑梗死"，用药治疗病情好转后出院。患者 1 个月前自觉心前区憋闷明显，上气不接下气，心律缓慢 30 次左右，与入院前 1 周在医大附属医院行起搏器手术，症状有好转，出院后为寻求中西结合治疗遂来我院，门诊以"充血性心力衰竭"收入我病区。现患者症见胸闷气短，轻度喘促，夜间尚可平卧，头胀，汗多，口干，双下肢中度浮肿，饮食尚可，睡眠尚可，大便日 1 次，成形，夜尿 3~4 次，舌质淡暗，苔薄白，脉结代。

既往史：高血压病病史半年，最高达 155/98 mmHg，平素口服替米沙坦；2 型糖尿病病史 4 年半，现优思灵早晚各 26U 皮下注射，血糖控制尚可；冠心病病史 9 年半；心房颤动病史 6 年半；发现心力衰竭病史 1 年；发现脑梗死病史 1 年；慢性支气管炎病史 9 年半。无预防接种史，有起搏器手术史

查体：双肺呼吸音清，未闻及干湿啰音，心前区无异常隆起和心前区搏动，心浊音界正常范围，起搏器心率：60 次/分，律齐，心音低钝，未闻及杂音。腹形正常，腹软，肝脾未触及，无压痛，无反跳痛，生理反射存在，病理反射未引出。

辅助检查：心电图：起搏器心律，心房颤动。2022 年 6 月 18 日的免疫检验报告：血清促甲状腺激素 5.399 μIU/mL↑，抗甲状腺过氧化物酶抗体 19.66 IU/mL↑，抗甲状腺球蛋白抗体测定 55.49 IU/mL↑。2022 年 6 月 18 日的生化检验报告：*谷氨酰转肽酶 67.10 U/L↑，*总胆红素 29.34 μmol/L↑，*直接胆红素 10.12 μmol/L↑，间接胆红素 19.22 μmol/L↑，前白蛋白 176.50mg/L↓，视黄醇结合蛋白 2.39 mg/dL↓，葡萄糖 7.7 mmol/L↑，a-羟丁酸 186.90 U/L↑。2022 年 6 月 18 日的临检检验报告：*葡萄糖 3+↑。2022 年 6 月 18 日的临检检验报告：单核细胞百分比（MON%）9.8%↑；临检检验报告：糖化血红蛋白 10.30%↑；免疫检验报告：D-二聚体 0.67 mg/L↑。C 反应蛋白正常。2022 年 6 月 18 日的彩超检查结果：双房增大左室壁增厚主动脉瓣及二尖瓣钙化主动脉瓣少量反流二尖瓣中等反流三尖瓣中等反流肺动脉高压（轻度）心包积液（微量）左室舒张功能减低结合临床；CT 检查报告：检查结果：双肺多发实性（部分钙化）及磨玻璃小结节，建议随诊复查。双肺多发斑索。右肺中、下叶局部膨胀不全改变，请结合临床。双肺下叶肺大泡。主动脉及冠脉硬化。心脏增大、心包少量积液。上腔静脉

及心影区高密度异物影，考虑术后改变，请结合临床。右侧胸腔积液，双侧胸膜增厚。

西医诊断：充血性心力衰竭，冠状动脉粥样硬化性心脏病，心房颤动具有心脏起搏器，高血压病1级（高危），2型糖尿病伴血糖控制不佳，心包积液，胸腔积液。

治则：振奋心阳，清肺利水。

处方：自拟方。

黄芪50g，茯苓20g，白术20g，炒葶苈子15g，防己20g，陈皮10g，炒神曲20g，炒麦芽20g，炒莱菔子20g，槟榔20g，全蝎5g，炒鸡内金20g，甘草片20g，人参片20g，大腹皮20g，蜜桑白皮20g，桑叶20g，金银花20g，瓜蒌20g，黄芩片10g，山药20g，葛根20g，醋北柴胡10g，龟甲胶15g，桔梗20g，炒川楝子10g，清半夏10g。

10剂，一次150mL，日两次，温服。

二诊（2022年6月28日）

现患者症见胸闷气短、喘促、头胀、汗多、口干、双下肢中度浮肿均明显减轻，饮食尚可，睡眠尚可，大便日1次，成形，夜尿3~4次，舌质暗，苔薄白，脉结代。查体：T 36.3℃，P60次/分，R16次/分，Bp135/81 mmHg。双肺呼吸音清，未闻及干湿啰音，心前区无异常隆起和心前区搏动，心浊音界正常范围，起搏器心率：60次/分，律齐，心音低钝，未闻及杂音。腹形正常，腹软，肝脾未触及，无压痛，无反跳痛，生理反射存在，病理反射未引出。

处置：继续前方汤剂10剂口服。

按：本案证属气阴两虚，患者年过七旬，正气已虚，复因摔倒后，心气受损，心气不足，无以保持心脉的正常活动，而致心失所养，发心悸气短，心气不足，心脉不畅则发胸闷憋气。气虚日久，气损及阴，气阴两虚则心悸日久而反复发作。气阴两虚不能收敛津液则汗多。气虚及血不能濡养脑窍则头胀。舌质淡暗，苔薄白，脉结代皆为气阴两虚，脉道不利之征。《寿世保元》："盖心气者，血之帅也。气行则血行，气止则血止……夫气有一息之不运，则血有一息之不行。"方中用黄芪、茯苓、白术、人参益气养阴而复脉；葶苈子、防己泻肺利水；陈皮、炒麦芽、炒神曲顾护胃气，又防补药滋腻太过，起到动静结合，以助药力之功效；

葛根、醋北柴胡、川楝子既调达肝气，又可活血通脉；另外，患者术后极易发生外感，方中加入开胸行气、肃肺化痰之品桑白皮、桑叶、桔梗、半夏等，全方共奏益气养阴，既病防变的功效。

本案特点体现了慢病守防的辨证思维特点，在疾病的发展过程中，慢性病有其特点和规律，病情复杂，变化缓慢，正气已虚，难收速效，故敢于守法守防，缓慢调理，每收佳效。

案例 7

杨某，男，71 岁。

初诊（2022 年 6 月 28 日）

主诉：喘憋胸闷反复发作 4 年，加重 1 周。

病史：患者于 4 年无明显诱因出现喘憋，胸闷，气短，不能平卧，胸痛，偶有咳嗽，无哮鸣音，求诊哈尔滨医科大学附属第二医院住院治疗，诊断以"心力衰竭"收入院，经住院治疗病情好转后出院，出院后口服"拜阿司匹林、欣康、螺内酯、芪苈强心胶囊"等药维持治疗，多次入院治疗。曾来我院我科住院治疗，好转出院。1 周前活动后自觉喘憋胸闷症状加重，伴明显乏力，故就诊我院，门诊以"慢性心力衰竭"收入院。患者现喘憋、胸闷心悸，气短，尚可平卧，夜间有憋醒，自汗，足趾痛，下肢浮肿，饮食正常，夜尿 4~5 次，排便困难，口服药日 1 次，少寐易醒。舌质暗，苔薄白，脉弦涩。

既往史：糖尿病病史 30 年，皮下注射诺和灵 R、来得时，自述血糖控制尚可；糖尿病周围血管病病史；高血压病史 20 年，最高达 210/110 mmHg，平素口服替米沙坦，自诉血压控制尚可；冠心病病史 20 年；颈椎病史 10 余年；2018 年前陈旧性心肌梗塞病史；脑梗塞病史 4 年；慢性肾功能不全病史；高尿酸血症病史，高脂血症病史。无外伤史，有手术史，2018 年植入冠状动脉支架。

查体：双肺呼吸音增粗，未及干湿啰音，心前区无异常隆起和心前区搏动，心浊音界正常范围，心率：87 次/分，律绝对不齐，第一心音强弱不等。腹软，肝脾未触及，无压痛，无反跳痛，双下肢有浮肿，生理反射存在，病理反射未引出。

辅助检查：常规心电图示：心房颤动。2022 年 6 月 28 日的临检检验报告：淋巴细胞百分比（LYM%）17.3%↓，单核细胞百分比（MON%）9.9%↑，超敏

C-反应蛋白>5μg/mL↑；免疫检验报告：纤维蛋白原 5.22g/L↑，D-二聚体 1.42mg/L↑；临检检验报告：粘度 30（1/S）6.485↑，血沉 27mm/h↑，血沉方程 K 值 89.524↑，纤维蛋白原 5.20g/L↑；生化检验报告：乳酸脱氢酶 266.20U/L↑，*尿素氮 10.3mmol/L↑，*肌酐 139.00μmol/L↑，*尿酸 621.10μmol/L↑，胱抑素 C18.56mg/L↑，葡萄糖 6.7mmol/L↑，血清淀粉样蛋白 A27.61mg/L↑，a-羟丁酸 202.60U/L↑；免疫检验报告：游离甲状腺素 20.64pmol/L↑。

中医诊断：心水病（气阴两虚证）。

西医诊断：充血性心力衰竭，心功能不全，心功能Ⅲ级，2型糖尿病伴血糖控制不佳，高血压病3级（极高危），痛风性关节炎，陈旧性心肌梗死，冠状动脉支架植入后状态，高脂血症。

治则：益气滋阴，养心安神。

处方：炒葶苈子 30g，茯苓 40g，麸炒白术 40g，陈皮 20g，人参片 40g，天麻 20g，钩藤 40g，龙骨 40g，牡蛎 40g，黄芪 100g，山药 40g，山萸肉 40g，牡丹皮 20g，盐泽泻 20g，地黄 40g，大腹皮 30g，蜜远志 40g，炙甘草 40g，鹿角胶 25g，黄柏 20g，黄芩片 10g，槟榔 20g，肉苁蓉片 20g，金银花 20g，连翘 20g。

10剂，日1剂，水煎 300mL，早晚各一次温服。

二诊（2022 年 7 月 4 日）

患者夜间仍有憋醒，自汗、足趾痛、下肢浮肿减轻，饮食正常，夜尿 4~5 次，排便，少寐易醒。一般查体：体温：36.3℃，脉搏：86 次/分，呼吸：18 次/分，血压：119/83 mmHg。专科检查：发育正常，营养良好，意识清晰，自主体位，浅表淋巴结未触及，颅形正常，双侧瞳孔等大、等圆，对光反射存在，双肺呼吸音增粗，未及干湿啰音，心前区无异常隆起和心前区搏动，心浊音界正常范围，心率：87 次/分，律绝对不齐，第一心音强弱不等。腹软，肝脾未触及，无压痛，无反跳痛，双下肢有浮肿，生理反射存在，病理反射未引出。患者舌苔黄，调整汤药，方药如下：

炒葶苈子 30g，茯苓 40g，麸炒白术 40g，陈皮 20g，人参片 40g，天麻 20g，钩藤 40g，龙骨 40g，牡蛎 40g，黄芪 100g，山药 40g，山萸肉 40g，牡丹皮 20g，盐泽泻 20g，地黄 40g，大腹皮 30g，蜜远志 40g，炙甘草 40g，鹿角胶 15g，黄柏 20g，黄芩片 10g，槟榔 20g，肉苁蓉片 20g，金银花 20g，连翘 20g，龟甲胶 10g。

10 剂，日 1 剂，水煎 300mL，早晚温服。

三诊（2022 年 7 月 15 日）

中药汤剂治以益气活血，利水消肿为主要原则，具体原则如下：

黄芪 30g，茯苓 15g，麸炒白术 20g，陈皮 10g，三七粉 5g，丹参 15g，龙骨 20g，牡蛎 20g，炒葶苈子 10g，防己 10g，人参片 10g，黄芩片 10g，槟榔 10g，炒莱菔子 10g，金银花 15g，连翘 20g，醋北柴胡 10g。

7 剂，日 1 剂，水煎服 150 mL，早晚各一次温服。

按：本病例是属于心衰心水病范畴，该患者所患心衰是因长患高血压、糖尿病病史，患病日久，阳气虚衰，心阳亏虚，不能鼓动血脉，血停成淤，心火不能温煦脾土，脾失健运，痰湿内停，水凌心肺，故见气喘，以喘息心肌，不能平卧，咳吐痰涎，水肿少尿为主要表现得脱病类疾病。

"五脏皆可致心衰，非独心也。"患者年高久病，脏腑精气衰，气阴两虚，痰瘀互结，痹阻脉络，枢机不利，而致心衰，舌质暗红，苔薄，脉涩主瘀。标本兼治，祛痰瘀之标，有助于心阳恢复。该患者气促伴咳嗽咳痰，病由火传金，故予泻肺之治。故方中用葶苈子泻肺利水；气属阳，阳气亏虚无法鼓动血脉，方中用茯苓、白术、人参、黄芪健脾益气；善补阳者亦求于阴，用地黄汤滋补肾阴，地黄、山药、山萸肉"三补"滋养肾阴以补阳，丹皮、泽泻、茯苓"三泻"补而不滞；阴虚生内热，虚火上扰心神，则少寐易醒用龙骨、牡蛎、远志重镇养心安神；阴虚阳亢，用天麻、钩藤平肝潜阳；诸药共用治以益气滋阴、养心安神。

案例 8

李某，男，69 岁。

初诊（2023 年 3 月 4 日）

主诉：喘憋、气短 6 个月，加重 1 个月。

现病史：患者 6 个月前无明显诱因出现喘憋、胸闷、气短症状，无胸痛、发热、咳嗽、咳痰，活动后加重，未予重视，未经治疗。1 个月前患者因感染后喘憋、气短较前加重，夜间尚可平卧，现患者喘促、气短，活动后加重，胸闷，夜间可平卧，乏力，偶有头晕目眩，饮食正常，二便正常，夜寐欠佳，舌质暗，苔薄白少津，脉象沉弦。

既往史：20年前化脓性胸膜炎病史；高血压病史15年，最高达180/110 mmHg，未规律口服降压药物。

辅助检查：心电图示：心房扑动，完全右束支传导阻滞。心脏彩超检查报告：EF36%，FS17%，左心增大、主动脉瓣反流（少量）、二尖瓣反流（少量）、左室收缩功能减低、心率不齐结合临床。检验报告：N-末端脑钠肽前体952.10 pg/mL↑。

中医诊断：喘证（气虚血瘀证）。

西医诊断：充血性心力衰竭，心功能不全，心功能Ⅲ级，心房扑动，高血压病3级（极高危）。

治则：益气活血，利水消肿。

处方：葶苈大枣泻肺汤合防己黄芪汤加减。

炒葶苈子10g，黄芪30g，防己10g，天麻10g，钩藤20g，川牛膝10g，蜜远志20g，炒酸枣仁15g，龙骨20g，牡蛎20g，陈皮10g，姜黄10g，丹参15g，茯苓20g，麸炒白术15g，黄芩片10g，醋北柴胡10g。

7剂，日1剂，水煎300mL，早晚分服。

二诊（2023年3月14日）

患者现喘促、气短减轻，活动后胸闷减轻，夜间可平卧，乏力减轻，无头晕，饮食正常，二便正常，夜寐尚可，舌质暗，苔薄白，脉象沉弦。

上方加人参10g，7剂口服，服法同前。

三诊（2023年3月20日）

复查心脏彩超：EF69%，FS39%，全心增大二尖瓣反流（少量）三尖瓣反流（少量）心律不齐肺动脉高压（轻度）室间隔、左室后壁增厚结合临床。

诸症减轻，继续予前方7剂口服。

按：本证病情较急，邪实和正虚均表现突出，治疗用药上必须标本兼顾。《素问》"劳则喘息汗出，外内皆越，故气耗矣"，疲劳导致脏腑损伤，元气受损，喘息而汗出，肺气亏虚，气失所主，故气短而喘。患者气虚无力推动血行，血行瘀阻，经脉不畅。心脉不畅，心失所养，故见此病。葶苈大枣泻肺汤出自《伤寒杂病论》，方有逐水饮、泻心肺之功，现代药理学研究表明葶苈大枣泻肺汤加减方有抵抗和清除自由基、增强细胞免疫功能、抗炎等作用成分，可以减少心肌细胞凋亡，保护血管内皮细胞，对于改善心功能有着积极的影响。方中葶苈子作为主要组成，可强心；防己发汗利湿。黄芪具有利尿、补气之功。陈皮健脾渗湿，天麻、钩藤以平肝熄风，酸枣仁养心安神、远志安神益智，两药合用既养阴血，又交通心肾，龙骨、牡蛎重镇安神，白术、茯苓配用，守中有通，水湿从小便而去，丹参活血祛瘀，姜黄活血行气，柴胡、黄芩和解少阳，全方针对于慢性心力衰竭的病机"瘀""气虚"等特点有针对性治疗效果。二诊加人参以大补元气，强心救脱。

案例 9

王某，男，67 岁。

初诊（2023 年 3 月 21 日）

主诉：心慌喘憋 10 年，加重 1 周。

现病史：患者于 10 年前无明显诱因出现喘促、乏力，曾到中医大二院总院就诊，诊断为高血压冠心病、心衰、房颤，门诊吃中药汤剂及倍他乐克、华法林，症状好转，平素口服倍他乐克、华法林，后期病情反复发作，口服用药症状略好转，1 周前患者自觉喘促明显，双下肢浮肿，夜间平卧即憋气，目前患者喘促，动则加重，两颊潮红，心烦，周身乏力，双下肢浮肿，阴囊潮湿，尿等待，尿分叉，夜尿 2 次，大便稀 1 次，夜间平卧憋气，醒后难寐、可寐 4 小时，舌红，少苔，脉细数。

既往史：心衰病史 10 年，房颤 10 余年，高血压半年，最高血压达 190/80 mmHg。

辅助检查：N-末端脑钠肽前体检验报告：N-末端脑钠肽前体 2751.40 pg/mL；心脏彩超检查报告：左房增大，右心增大，心率不齐（偶发），主动脉瓣钙化，主动脉瓣反流（中-大量），二尖瓣反流（少量），三尖瓣反流（大量），左室舒张功能减低，肺动脉高压；心电图：心房纤颤，完全性右束支传导阻滞。

中医诊断：心衰病（气阴两虚证）。

西医诊断：慢性心力衰竭，心功能Ⅲ级，高血压病 3 级（极高危），轻度肺动脉高压，心房颤动。

治则：益气养阴，利水消肿。

处方：生脉散加减。

人参 10g，五味子 10g，麦冬 15g，龙骨 20g，牡蛎 20g，麸炒薏苡仁 20g，炒白扁豆 20g，茯苓 15g，麸炒白术 20g，防己 10g，陈皮 10g，炒苦杏仁 10g，三七粉 5g，丹参 150g，炒葶苈子 10g。

7 剂，日 1 剂，水煎 300mL，早晚分服。

二诊（2023 年 3 月 28 日）

患者自诉诸症好转，喘促、心烦明显缓解，乏力，两颊潮红，双下肢浮肿减轻，阴囊潮湿改善，排尿顺畅，夜尿 1 次，大便稀 1 次，夜间平卧憋气减轻，睡眠改善，舌淡红，少苔，脉细。

前方加黄芪 30g。

7 剂，日 1 剂，水煎服 300mL，早晚各一次口服。

按：该患者年事已高且久病，气血不足，不能养护肾脏，导致肾阴虚，且累及于心，心肾衰竭，气失所主，气不归根，则喘逆甚剧，稍动则喘剧欲绝。年老体弱，脾气虚，脾失健运，气血生化乏源，气虚无力行血，瘀血阻滞则心失所养出现胸闷心悸；肾虚，膀胱气化失司，开阖失司，水湿内停则见下肢水肿；舌脉为气阴两虚之证。方中人参大补元气，强心救脱，麦冬养阴生津，清心除烦，五味子滋肾生津，两药合用，酸甘化阴。龙骨、牡蛎重镇安神，白术、白扁豆、薏苡仁共奏益气补脾，化湿利水，防己利水消肿，炒葶苈子苦泄下降，泻肺平喘、利水消肿。陈皮、茯苓药性平和以行气渗湿，气行则水行。杏仁降肺气，三七、丹参合用以活血化瘀、强心通络。二诊患者仍乏力，加黄芪与人参合用，以加强补气之功。

案例 10

李某，女，82 岁。

初诊（2022 年 9 月 14 日）

主诉：喘促、气短 3 月，加重 1 周。

现病史：患者 3 个月前无明显诱因，出现活动后气短喘促，夜间不能平卧，双下肢轻度浮肿，乏力，随后就诊于哈医大附属四院门诊，经检查诊断为"贫血、心衰"，给予口服药物治疗（具体用药及剂量不详）。近 3 个月来，患者上述症状间断发作，未规律用药。1 周前患者劳累后上述症状较前加重，现患者症见喘促，气短，心悸，乏力，夜间不能平卧，畏寒，肢冷，饮食少，少寐多梦，大便稀，1日行3~4次，小便尚可，夜尿频，2~3次，舌质暗红，苔白滑，脉沉涩。

既往史：高血压病史20年，血压最高达170/100 mmHg，平素苯磺酸氨氯地平1片日1次口服，血压控制一般，贫血病史2个月，腔梗病史2个月。

辅助检查：心电图示：窦性心律，前间壁和侧壁ST-T异常；血常规检验报告：中性粒细胞百分比（NEU%）79.6%↑，淋巴细胞百分比（LYM%）11.8%↓，嗜酸性粒细胞百分比0.4%↓，嗜酸性粒细胞（EOS#）$0.03*10^9$/L↓，*红细胞$3.08*10^{12}$/L↓，*血红蛋白（HGB）86g/L↓，*红细胞压积（HCT）25.60%↓，红细胞平均体积（MCV）83.1fL↓，红细胞分布宽度CV15.1%↑；生化检验报告：*尿素氮11.7mmol/L↑，肌酐141.40μmol/L↑，尿酸484.80μmol/L↑，二氧化碳结合力19.58mmol/L↓；心脏彩超检查报告：检查结果：左室增大主动脉瓣反流（少量），二尖瓣反流（大量），三尖瓣反流（少量），左心功能减低，提示：左侧胸腔积液，结合临床。

中医诊断：心水病（阳气亏虚兼血瘀证）。

西医诊断：慢性心力衰竭，心功能Ⅲ级，稳定性心绞痛，高血压病2级（高危），腔隙性脑梗死，胸腔积液贫血。

治则：益气温阳，活血利水。

处方：真武汤合血府逐瘀汤加减。

茯苓15g，炒白术15g，附子10g，白芍10g，桃仁15g，红花15g，柴胡15g，川芎15g，炒鸡内金10g，炒神曲20g，炒麦芽20g，焦山楂20g，陈皮10g，炒葶苈子10g，黄芪30g，山药20g，炙甘草20g。

7剂，日1剂，水煎300mL，早晚分服。

二诊（2023年3月28日）

现患者症见喘促略改善，气短减轻，心悸减轻，乏力减轻，夜间尚可平卧，畏寒、肢冷减轻，饮食尚可，睡眠尚可，大便质地改善，1日行1~2次，小便尚可，夜尿频，2~3次。

前方加益智仁15g，乌药15g。

7剂，日1剂，水煎服300mL，早晚各一次口服。

按：心力衰竭属中医"心水""水肿"等范畴。常见多发于年老体衰、脏气亏虚者，主要病机为气虚血瘀、气阴两虚、阳气亏虚等。本方附子为君药，温肾助阳、化气行水、兼暖脾土，温运水湿，茯苓利水渗湿，使水邪从小便而去，白术健脾燥湿，白芍为佐药，桃仁、红花以活血化瘀，川芎活血行气，柴胡疏肝解郁、理气行滞，气行则血行，炒鸡内金、炒神曲、炒麦芽、焦山楂以生发胃气，陈皮理气健脾，炒葶苈子泻肺平喘，黄芪与山药合用，补脾之阴阳，炙甘草调和诸药。二诊患者仍夜尿频，肾与膀胱相表里，膀胱气化不足，不能约束水液则小便频数，治应一面温散肾与膀胱之寒，一面固肾以缩小便。益智仁补火生土，能补虚散寒而缩小便。乌药行散"膀胱肾间冷气"，两药合用，温肾缩便。

第六节　病毒性心肌炎

案例 1

栾某，男，40 岁。

主诉：阵发性心悸胸闷 11 天。

初诊（2023 年 1 月 28 日）

患者 11 天前于感冒后出现心悸、胸闷，呈阵发性，伴有气短乏力，少寐易醒，饮食正常，二便正常，舌边红，苔薄白。

辅助检查：血常规报告：单核细胞百分比（MON%）10.2%↑；临检检验报告：超敏 C-反应蛋白 1.10μg/mL↑；生化检验报告：肌酸激酶 292.9U/L↑；免疫检验报告：降钙素原[PCT]0.18 ng/mL↑。出凝血、白介素 6：未见异常。心电图：窦性心律，ST 段抬高，大致正常心电图；肺 CT：右肺炎性病变。

中医诊断：心悸，肝郁脾虚。

西医诊断：病毒性心肌炎，肺部感染。

中医予疏肝健脾，养血安神为治疗原则方用逍遥散加减。

当归 10g，白芍 10g，茯苓 15g，白术 20g，陈皮 10g，丹参 15g，三七 5g，人参 10g，甘草 20g，醋北柴胡 10g，蜜远志 20g，炒酸枣仁 15g，龙骨 20g，牡蛎 20g，金银花 10g，连翘 10g。

7 剂，日 1 剂，水煎 300mL，早晚各一次口服。

二诊（2023 年 2 月 7 日）

心悸缓解、胸闷缓解，气短乏力改善，睡眠改善，饮食正常，二便正常。

处置：原方 7 剂继续治疗。

按：《诸病源候论》："惊悸者，体虚心气不足，心为风邪所乘，或忧迫恐惧，使心气虚，也受风邪。"心气虚，无力推动气血运行，故发心悸胸、胸闷、乏力、子病及母，心血不足，则肝血亦虚，使得肝的疏泄失司，气机通调受阻，常发气滞故舌边红，苔薄白。白术味甘可燥湿补虚、茯苓味甘可渗湿健脾，二药相合，健脾补心之功益著；陈皮健脾理气，配伍茯苓白术可补气行气，柴胡疏肝解郁，升达清阳，二药同用，尤善理气行滞，使气行则血行，使心气心血调和；酸枣仁宁心安神，远志凝神益智，二药与茯苓相伍，补心血、宁心神之力更强；龙骨、牡蛎重镇潜敛，安神定悸，收敛心阳，使心阳固守，调和阴阳，当归补血养心，与诸味药相伍，可使心血得充，心气得行；黄芩味苦清心泻火，诸药相合，使补中有泻，防滋腻留邪。诸药配伍，心气得补，心血得养，诸症自除。

案例 2

牛某，女，38 岁。

主诉：阵发性心悸、胸闷 1 年。

初诊（2023 月 1 月 28 日）

该患者于 1 年前劳累后出现心悸、胸闷、乏力、气短症状，偶有左胸痛伴头晕头痛，耳鸣，睡眠差，多梦易醒，饮食少，大便略稀，舌质红，舌边有齿痕，脉弦，病毒性心肌炎病史 3 年，颈椎病史 3 年。

辅助检查：心电图：窦性心律，ST-T 改变；血常规报告：中性粒细胞百分比（NEU%）40.7%↓，淋巴细胞百分比（LYM%）48.4%↑，单核细胞百分比（MON%）10.5%↑，嗜酸性粒细胞百分比 0.0%↓。中性粒细胞（NEU#）1.8×10^9/L↓，嗜酸性粒细胞（EOS#）0.00×10^9/L↓。临检检验报告：红细胞分布宽度 SD52.4fL↑。红细胞分布宽度 CV 14.9%↑。血小板压积 0.15%↓。生化检验报告：钙 2.07mmol/L↓。氯 111.30mmol/L↑。无机磷 0.74mmol/L↓。CT 检查报告：检查结果左肺上叶及右肺中叶多发肺大泡。右肺中叶及左肺下叶多发斑索。提示：右肾多发钙化灶。双侧部分肋骨骨质形态欠规整。

中医诊断：心悸（肝郁脾虚）。

西医诊断：病毒性心肌炎。

治则：中医予疏肝健脾，养血安神为治疗原则。

处方：逍遥散加减。

当归 10g，白芍 10g，茯苓 15g，麸炒白术 15g，醋北柴胡 10g，黄芩片 10g，炒鸡内金 20g，炒神曲 20g，炒麦芽 20g，陈皮 10g，龙骨 20g，牡蛎 20g，三七粉 5g，蜜远志 20g，炒酸枣仁 15g，人参片 10g，山药 20g，乌梅 10g，五味子 10g。

7 剂，水煎 300mL，早晚各一次服用。

二诊（2023 年 2 月 7 日）

心悸、胸闷缓解、乏力、气短缓解，无胸痛、无头痛，睡眠改善，饮食正常，大便稍成型粘腻，舌质红，舌边有齿痕，脉弦。

处置：上方中加苍术 10g，以增燥湿健脾之功。

7 剂，水煎 300mL，早晚各一次服用。

按：本患体虚劳倦，长期思虑劳心，暗耗心血，又因饮食不节，脾气不足，气血生化乏源，气血亏虚，皆可致心失血养，心神不宁，而见心悸、睡眠欠佳、多梦、易醒。气为血之帅，气虚则血虚，血虚则脑失所养，故头晕、耳鸣。气虚，故乏力，活动后加重。舌质红，舌边有齿痕，脉弦均为肝郁脾虚之象。方中当归养血和血且其味辛散，为血中之气药；白芍养血敛阴，柔肝缓急；茯苓、白术、甘草健脾益气；神曲、炒麦芽、鸡内金健脾养胃，实土以御木乘；柴胡、陈皮疏肝解郁，使肝郁得以条达；远志、酸枣仁、养心安神。

第二章 心血管杂病

第一节 肺心综合征

肺心综合征是由支气管、肺、胸廓或肺动脉血管类疾病致肺循环阻力增加，产生肺动脉高压，导致右心室肥厚或扩张，引起心功能障碍的一类临床常见的心脏病。主要表现为咳嗽、咳痰、气促、呼吸困难、乏力、劳动耐力下降等症状，西医主要予以控制感染、控制呼吸衰竭、控制心力衰竭等治疗。中医学无肺心综合征完全相对应的病名，根据其临床表现及体征，该病属中医学"肺胀""咳嗽""痰饮""喘证"等范畴。病因病机可归纳为久病肺气亏虚，致水湿、痰饮、瘀血潴留，肺气壅滞，不能敛降，胸膺胀满，损及心、脾、肾，复感外邪而诱使病情发作或加重。目前治疗肺心病的中药以化痰止咳平喘药、补虚药、活血化瘀药等为主，通过中医中药治疗，可使患者改善临床症状，提高生活质量，且体质得以恢复。

案例 1

任某某，女，67 岁。

初诊（2022 年 9 月 20 日）

主诉：喘促心慌 5 年，加重 1 周。

病史：患者于 5 年前开始出现喘促、心悸、气短，曾到医院住院，诊断为"肺源性心脏病"，具体用药及剂量不详，病情好转后出院，病程中病情反复发作，反复口服"阿斯美、复方丹参片"等药物未见好转。1 周前患者感冒后自觉喘促加重，并伴有心慌气短胸闷、双下肢浮肿症状，自行静点消炎药，未见缓解，为求中西医结合治疗，遂来我科就诊。现患者面色晦暗，喘促心慌，动则加重，不可平卧，咳嗽，黄痰多，口干、口苦、口臭，双下肢浮肿，饮食尚可，大便干，夜尿频数 2~3 次，入睡困难，易醒难寐。舌质红，苔黄，脉弦数。

既往史：高血压病史，最高血压达 180/110 mmHg；支气管哮喘病史；陈旧性肺结核病史；肺气肿病史；腔隙性脑梗死病史；冠心病病史。

查体：双肺呼吸音粗糙，桶状胸，满肺布满哮鸣音，可闻及干啰音，心前区无异常隆起和心前区搏动，心浊音界正常范围，心率：98 次/分，律齐，未闻及杂音。腹软，肝脾未触及，无压痛，无反跳痛，双下肢有浮肿。

辅助检查：心脏彩超：主动脉瓣钙化、主动脉瓣反流（少量）、二尖瓣反流（少量）、三尖瓣反流（少量）、左室舒张功能减低。心电图示：窦性心率，ST-T 改变。肺功检测示：阻塞性通气功能障碍，小气道功能减退，最大通气量 17.2%。

中医诊断：喘病（肺热证）。

西医诊断：肺心综合征高血压病 3 级（极高危）。

治则：清热泻肺，化痰平喘。

处方：自拟方。

黄芩片 10g，桑叶 15g，知母 10g，蜜款冬花 20g，桔梗 20g，茯苓 15g，麸炒白术 15g，山药 15g，陈皮 10g，丹参 15g，炒苦杏仁 10g，金银花 20g，连翘 20g，瓜蒌 20g，炒紫苏子 10g，白果仁 20g，蜜紫菀 20g。

7 剂，日 1 剂，水煎 300mL，早晚各一次，空腹温服。

二诊（2022 年 9 月 27 日）

患者现喘促心慌减轻，尚可平卧，咳嗽，痰多，口干、口苦、口臭减轻，双下肢浮肿减轻，饮食尚可，大便正常，夜尿频数 2~3 次，入睡困难，易醒难寐。舌质红，苔黄，脉弦数。

方药如下：前方加白前 10g，前胡 10g，蜜远志 20g，石菖蒲 15g，龙骨 20g，牡蛎 20g。

10 剂，日 1 剂，一次水煎 150mL，早晚各一次温服。

三诊（2022 年 10 月 8 日）

患者现喘促明显减轻，无心慌，可平卧，咳嗽明显减轻、痰多减轻，无口干、口苦、口臭，双下肢浮肿明显减轻，饮食正常，大便正常，夜尿频数减轻，入睡困难，易醒难寐。舌质淡红，苔黄，脉弦。

调整汤药，酌加安神之品，前方加酸枣仁 15g，珍珠母 20g。

7 剂，日 1 剂，一次水煎 150mL，早晚各一次温服。

随诊患者状态良好。

按：患者年老体弱，肺肾亏虚，肺主气司呼吸，肾主纳气，肺肾两虚，气失所主，气失摄纳故而喘促，气息短促；肺气虚无力布散津液，津停阻肺日久化痰，痰阻气道而见痰多；患者因感寒后入里化热而见黄痰，本病病位在肺肾，属本虚标实之证。方中黄芩、知母以清热；桑叶、蜜款冬花以清热宣肺平喘；桔梗、炒苦杏仁以止咳平喘；脾土不健是痰湿内蕴的内因，故使用茯苓、麸炒白术、陈皮以健脾化湿；山药益气养阴，补脾肺肾；丹参以行气活血；金银花、连翘以清热解毒；瓜蒌清热化痰、润肠通便；炒紫苏子以解表散寒、行气宽中；蜜紫菀以温肺止咳、化痰降气；白果仁以宽胸理气、重镇。诸药共奏清热平喘，化痰止咳之功。二诊时痰多、睡眠差，调整汤药酌加化痰与安神之品，白前泻肺降痰、前胡宣畅肺气，两药合用，一降一散，祛痰作用加强。蜜远志、石菖蒲入心，通心窍，交心肾，安神益智；龙骨、牡蛎相须为用，以重镇安神。三诊睡眠稍差，酸枣仁以补养肝血、宁心安神；珍珠母以潜阳平肝，宁心安神。

案例2

尹某某，女，85岁。

初诊（2022年10月22日）

主诉：喘促3年，加重5天。

病史：患者于3年前无明显诱因出现喘促、呼吸困难、咳痰症状，曾前往外院住院治疗，具体用药及剂量不详，好转出院；出院后一直间断喷入"噻托溴铵粉雾剂"，5天前患者再次出现上述症状，活动后喘促加重，纳呆、周身乏力症状，静点消炎药、平喘药（具体用药及剂量不详）略有缓解。目前患者动则喘促，咳嗽，少量黄痰，周身乏力，手足心热，纳呆，少寐多梦，大便干，6~7天1次，夜尿1~3次，双下肢浮肿。舌质暗，有瘀斑，少苔，脉沉无力。

既往史：慢性气管炎、肺源性心脏病、心力衰竭病史。

查体：桶状胸，双肺呼吸音减弱，可及干性啰音，心前区无异常隆起和心前区搏动，心浊音界增大，心率：97次/分，律齐，未及病理性杂音。腹软，肝脾未触及，无压痛，无反跳痛，双下肢浮肿。

辅助检查：血常规示：白细胞13.79×10^9/L↑，中性粒细胞百分比（NEU%）83.2%↑，淋巴细胞百分比（LYM%）10.8%↓，嗜酸性粒细胞百分比0.1%↓，中性粒细胞（NEU#）11.5×10^9/L↑，*C反应蛋白107.60μg/mL↑，超敏C-反应蛋白>5μg/mL↑。心脏彩超示：右心房、右心室增大、主肺动脉内径增宽、二尖瓣钙化、主动脉瓣反流（少量）、二尖瓣反流（少量）、三尖瓣反流（大量）、左室舒张功能减低、肺动脉高压（重度）、心动过速。肺CT示：右肺中叶肺实变。右肺上叶支气管变窄。双肺密度减低，考虑肺气肿，不除外呼吸伪影。双肺多发实性及磨玻璃结节，建议随诊复查；右肺上叶钙化灶；双肺多发斑索；主动脉及冠脉走形区硬化。双侧胸膜增厚；双侧胸腔积液。

中医诊断：喘病（肺虚燥证）。

西医诊断：肺心综合征，肺部感染。

治则：清肺润燥，益气利水。

处方：自拟方。

蜜桑白皮 10g，桑叶 10g，金银花 20g，连翘 20g，蜜紫菀 20g，蜜款冬花 20g，甘草片 20g，茯苓 20g，炒苦杏仁 10g，炒葶苈子 10g，人参片 10g，麸炒白术 20g，陈皮 10g，丹参 20g，北刘寄奴 10g，黄芩片 10g，桔梗 15g。

7 剂，日 1 剂，水煎 300mL，早晚各一次空腹温服。

二诊（2022 年 10 月 27 日）

患者现喘促减轻，咳嗽减轻，少量黄痰，周身乏力减轻，手足心热减轻，纳呆，睡眠正常，大便稀，2~3 次/日，夜尿 1~3 次，双下肢浮肿减轻。舌质暗，有瘀斑，少苔，脉沉。患者大便稀次数增多，调整汤药，酌减清热之品，前方减蜜桑白皮、桑叶、黄芩、杏仁，加黄芪 30g，山药 20g，肉桂 10g，麸炒芡实 20g，麸炒薏苡仁 30g。7 剂。

三诊（2022 年 11 月 2 日）

患者现喘促明显减轻，无咳嗽，少量黄痰，周身乏力明显减轻，无手足心热，胃痛，饮食正常，睡眠正常，二便正常，双下肢无浮肿减轻。舌质暗，少苔，脉沉。

前方加醋北柴胡 10g，炒川楝子 10g。7 剂。

按：患者年老体质虚弱，肺气亏虚，肺为气之主，肺主气司呼吸，肺虚气失所主，气失摄纳故而喘促。肺主行水，肺气宣降失常，水道不调，则水肿。肺气虚无力布散津液，津停阻肺日久化痰，痰上蒙清窍而夜寐差。方中桑白皮有滋润的特点，既能降肺气止咳平喘，又能清肺热而不燥，桑叶疏风清热，清肺止咳，并有宣肺之效，桑白皮、桑叶合用以清热平喘止咳；桑白皮与葶苈子相须为用，共奏泻肺平喘、利水消肿之功；金银花、连翘以清热解毒；蜜紫菀、蜜款冬花均性温而不燥，止咳化痰平喘，寒热皆宜。甘草祛痰止咳，益气补中。炒苦杏仁、桔梗两药合用，一降一宣，调和气机，宣肺止咳化痰；人参片大补元气；白术益气健脾燥湿，茯苓健脾渗湿，茯苓、白术相须为用，守中有通，使水湿从小便而去；陈皮理气化湿，气行则水行；丹参、北刘寄奴以活血散瘀；黄芩加强清热之功，全方共奏清热润燥，益气利水之功。二诊患者大便次数增多，故减清热之品，加黄芪以补中益气、利水消肿，山药平补脾胃，益肺气养肺阴，黄芪偏补脾阳，山药偏补脾阴，两药合用补脾之阴阳。肉桂补命火以键脾土。芡实收涩止泻；薏苡仁利水渗湿、健脾止泻。三诊患者胃痛、恶心，由于肝气乘脾，影响脾胃运化，导致胃痛，炒川楝子以舒肝止痛，醋北柴胡疏肝行气止痛。

第二节　代谢综合征

代谢综合征（MS）是指人体的蛋白质、脂肪、碳水化合物等物质发生代谢紊乱的病理状态，是一组复杂的代谢紊乱证候群，包括高脂血症、糖尿病、高血压、高尿酸血症、肥胖等。其结构基础为胰岛素抵抗，MS 患者具有糖尿病（DM）、心脑血管疾病（CVD）的危险因素，随着生活水平的提高，MS 患者发病率明显升高。中医学中并无与代谢综合征相对应的病，根据其相对应的临床表现可以"消渴""眩晕""头痛""胸痹""心悸""肥胖"等病讨论。其病因主要为过食肥甘、生活过逸、情志不畅、先天禀赋不足等，多数学者认为其病性为本虚标实，脾肾两虚为本虚，痰、浊、瘀等病理产物为标实。

案例1

刘某，男，47 岁。

初诊（2021 年 12 月 29 日）

主诉：发现血糖升高 10 年，加重 1 个月。

现病史：患者 10 年前于体检中发现血糖升高，测得空腹血糖为 10 mmol/L 左右，餐后 13 mmol/L，之后间断口服二甲双胍，未规律监测血糖。1 个月前患者于体检中发现血糖控制欠佳，测得空腹血糖 9.16 mmol/L，现患者口干，乏力，胸闷痛，气短，颈部疼痛，腰痛，阴囊潮湿，饮食正常，小便正常，大便次数增多，2次/日，睡眠正常。

既往史：冠心病病史 3 年，腰椎间盘突出病史，颈椎病病史。

辅助检查：糖耐量实验：葡萄糖空腹：10.8 mmol/L↑，葡萄糖 30 min：18.13 mmol/L↑，葡萄糖 1 h：22.99 mmol/L↑，葡萄糖 2 h：19.52 mmol/L↑，葡萄糖 3 h：14.33 mmol/L↑；血清 C 肽测定（空腹）：1.181 ng/mL，血清 C 肽测

定（30 min）：1.990 ng/mL，血清 C 肽测定（1 h）：3.338 ng/mL，血清 C 肽测定（2 h）：3.559 ng/mL，血清 C 肽测定（3 h）：2.908 ng/mL，血清胰岛素测定（空腹）：6.16 μIU/mL，血清胰岛素测定（0.5 h）：10.29 μIU/mL，血清胰岛素测定（1 h）：17.98 μIU/mL，血清胰岛素测定（2 h）：11.35 μIU/mL，血清胰岛素测定（3 h）：8.71 μIU/mL；糖化血红蛋白 8.60%↑；心电图示：窦性心律，轻度 ST-T 改变；尿常规：*尿蛋白+-↑，*比重 1.034↑；生化：胆碱酯酶 11845.00U/L↑，葡萄糖 6.8mmol/L↑，*甘油三酯 2.42mmol/L↑；尿微量白蛋白：20.60mg/L↑。

中医诊断：消渴，脾肾亏虚证。

西医诊断：2 型糖尿病伴血糖控制不佳，稳定型心绞痛，高脂血症。

治则：补脾益肾，祛湿化痰。方用参苓白术散加减。

方药：茯苓 20，麸炒白术 20g，陈皮 10g，桑叶 10g，山药 20g，清半夏 10g，虎杖 15g，净山楂 20g，荷叶 20g，酒女贞子 15g，麸炒薏苡仁 20g，炒鸡内金 20g，炒决明子 20g，山萸肉 20g，麸炒苍术 15g，盐菟丝子 10g。

7 剂，水煎服，日 1 剂。

二诊（2022 年 1 月 11 日）

患者现无口干及乏力，颈部疼痛、腰痛减轻，阴囊潮湿减轻，饮食正常，二便正常，睡眠正常。在上方基础上加用墨旱莲 20g，枸杞子 20g。

三诊（2022 年 1 月 22 日）

阴囊潮湿，阳痿，苔薄黄。在上方基础上加扁豆 30g，荷叶 30g，黄柏 10g，苍术 20g，厚朴 10g。

四诊（2022 年 2 月 26 日）

诸症改善。继续上方 7 剂，巩固。

按：张景岳认为："夫人之多痰，悉由中虚而然，盖痰即水也，其本在肾，其标在脾。"指出正气不足，脾肾虚弱可能是发病的内在因素。而痰湿也是 MS 的重要病理因素，故在补益脾肾的基础上强调化痰祛湿。此患者体重超标，平素嗜食肥甘，损伤脾胃，运化失常，不能化气行水，酿生水湿痰浊而致脾虚湿浊内停，一诊中以参苓白术散化裁，患者湿气为重，故去原方之人参，以祛湿为主，白术、茯苓、苍术、薏苡仁健脾祛湿；半夏、桑叶、虎杖、山楂、荷叶化痰降浊；

山药，山萸肉平补脾肾，女贞子、菟丝子滋生养阴，方中加入陈皮使补而不滞，又能燥湿化痰。二诊时诸症好转，在上方基础上加用墨旱莲 20g，枸杞子 20g，加强固肾之功，三诊时患者因饮食及情志因素，症状反复，在上方基础上改荷叶为 30g，苍术为 20g，加扁豆 30g，黄柏 10g，厚朴 10g，强化清热燥湿，化痰降浊之效，嘱患者畅情志，勿恐惧，控制饮食。四诊患者诸症缓解明显，继续口服 7 剂巩固疗效。

案例 2

文某，男，51 岁。

初诊（2021 年 12 月 21 日）

主诉：发现血糖升高 17 年，加重 1 周伴双下肢麻木。

现病史：患者 17 年前出现口干、口渴、体重下降，就诊于 242 医院，测得血糖升高，诊断为 2 型糖尿病，并于哈尔滨医科大学附属二院入院治疗，口服降糖药物及皮下注射胰岛素治疗。1 年前患者体检发现尿蛋白++之后，规律口服怡开药物，未复查尿常规。1 周前无明显诱因，患者自觉口干、口渴症状较前加重，且伴双下肢麻木，现患者口干、口渴，乏力，头晕，颈部僵硬疼痛，偶有胸闷、气短，反酸、烧心，腰痛，双下肢麻木，痛觉减退，饮食正常，二便正常，睡眠正常。

既往史：腰椎间盘突出病史 1 年；颈椎病病史 1 年；高血压病病史 1 年，最高达 140/105 mmHg，平素口服苯磺酸氨氯地平片。

辅助检查：血 RT：*红细胞 5.73 × 10^{12}/L↑，*血红蛋白（HGB）176g/L↑，*红细胞压积（HCT）50.80%↑；甲功：抗甲状腺过氧化物酶抗体 69.08 IU/mL↑；甲状腺超声：甲状腺右叶实性及囊实性结节伴钙化——密切随诊。心电图：窦性心律，电轴左偏，Ⅱ、Ⅲ、aVF 导联异常 Q 波，ST-T 改变。生化检验报告：*尿素氮 8.9mmol/L↑，*尿酸 555.10μmol/L↑，葡萄糖 7.0mmol/L↑；糖化血红蛋白：7.60%↑；尿微量白蛋白 605.10mg/L↑；尿 RT：*尿蛋白 3+↑。双下肢血管超声：双下肢动脉内膜不光滑伴斑块形成，双下肢深静脉未见明显异常；消化系、泌尿系超声：脂肪肝，胆囊壁不光滑，胆囊息肉样病变，双肾实质回声增强，双肾多发小结石，右肾囊肿，前列腺增大回声不均匀；彩超检查报告：检查结果：主动脉瓣反流（少量）左室顺应性减低结合临床；CT 检查报告：检查结果：双侧外囊区略低密度灶，考虑腔隙性脑梗死，必要时 MRI 待排。

中医诊断：消渴，气虚血瘀证。

西医诊断：2 型糖尿病伴血糖控制不佳，2 型糖尿病性肾病，高血压病 2 级（高危），颈椎病，腰椎间盘突出，甲状腺结节，高尿酸血症，脂肪肝，胆囊息肉。

治则：益气活血，散结消痈，方用补阳还五汤合四君子汤加减。

方药：黄芪 30g，茯苓 20g，麸炒白术 15g，陈皮 10g，醋北柴胡 10g，肉桂 10g，荆芥 15g，防风 15g，地龙 15g，红花 10g，天麻 10g，钩藤 20g，当归 15g，炒鸡内金 20g，炒决明子 20g，山药 20g，虎杖 15g，人参片 10g，海藻 20g，昆布 20g，牡蛎 20。

7 剂，水煎 150mL，日 1 剂，早晚各一次温服。

二诊（2021 年 12 月 28 日）

现患者乏力减轻，颈部僵硬疼痛明显减轻，反酸、烧心明显减轻，腰痛明显减轻，无双下肢麻木，饮食正常，二便正常，睡眠正常。加菟丝子 10g，女贞子 10g，8 剂，水煎 300mL，早晚各一次温分服。

三诊（2022 年 1 月 15 日）

近日血糖控制良好，腰疼减轻，时有小腿外侧热，足冷。去上方中当归、红花，加全蝎 5g，断续 10g，寄生 10g，狗脊 10g，加强补肾作用。

四诊（2022 年 1 月 22 日）

足凉缓解，二甲双胍已减完，尿蛋白 3+，尿糖+，尿酸正常，加旱莲草 20g。

五诊（2022 年 2 月 26 日）

症状改善，原方不变，7 剂。

按：《金匮要略》"病者如热状，烦满，口干燥面渴，其脉及无热，此为阴伏，是瘀血也。"瘀是形成消渴的主要原因。患者消渴病多年，脾肾亏虚日久，肾为先天之本，脾胃为后天之本，气血生化之源，脾胃虚弱则气血亏虚，固有乏力胸闷气短，头晕等症；气虚无力生津化液故口干口渴，气虚无力推动血行，血行缓慢而为血瘀，故有颈项僵痛，腰痛等症，气血亏虚，经脉失于荣养，故有双下肢麻木无力，痛觉减退。故一诊以补阳还五汤与四君子汤加减，方中黄芪、茯苓、白术、人参、山药补气健脾，地龙、红花、当归、虎杖活血化瘀，加陈皮、

116

柴胡理气疏肝，天麻、钩藤、牡蛎平肝潜阳，海藻、昆布散结消瘿；

二诊患者症状缓解，但补肾之力较慢，加菟丝子、女贞子观效；三诊发现肾虚缓解不显，在上方基础上加全蝎、断续、寄生、狗脊，再次强调补肾之功。四诊患者足凉缓解，加用旱莲草20g，加强补肝肾，强筋骨之效。五诊时诸症缓解，原方不变续服7付。

案例3

齐某，男，64岁。

初诊（2022年8月16日）

主诉：阵发性头晕1年半，加重半年。

现病史：患者于1年半前无明显诱因出现头晕，伴视物旋转、模糊、恶心呕吐，双下肢无力，活动后加重，测血压达190 mmHg，平素未发现血压高，在当地医院告知口服替米沙坦片，症状时好时坏，于半年前患者突然出现眼黑朦、晕厥、大汗淋漓，2~3 min后恢复，立即前往黑龙江远东心脑血管医院，查动脉血管造影有明显狭窄，诊断为急性脑梗塞，病程中口服血塞通分散片、恩必普，今日患者再次出现头晕、下肢麻木症状，现患者：头晕，双下肢无力，双足麻木，双下肢外侧麻木，急躁易怒，口干口苦，颈部及腰痛，饮食尚可，睡眠尚可，二便正常。

既往史：高血压病病史3个月，最高血压达190 mmHg，糖尿病病史6年，血糖控制一般。

辅助检查：（2021年12月30日，黑龙江远东心脑血管医院）颈动脉磁共振血管成像：右侧颈内动脉起始段、右侧V2段及V4段、左侧椎动脉起始处及V4段、右侧锁骨下动脉起始处局限性狭窄；肺CT：肺气肿、右肺小结节、双肺纤维索条，左肺钙化灶。2022年08月16日的常规心电图示：ST段略下移，T波略低平。颈部血管、双下肢血管、心脏超声：双侧颈动脉内膜病变伴多发斑块形成、双下肢动脉内膜病变伴多发斑块形成、右侧胫后动脉狭窄（估测狭窄率大于70%）、左侧胫前动脉狭窄（估测狭窄率大于50%）、右侧股总静脉瓣反流；二尖瓣反流（少量）、三尖瓣反流（少量）、左室舒张功能减低。生化检验报告：*谷氨酰转肽酶67.00U/L↑，球蛋白24.40g/L↓，*尿酸456.30 μmol/L↑，葡萄糖

7.9mmol/L↑，*甘油三酯 3.23mmol/L↑，*胆固醇 6.38mmol/L↑，同型半胱氨酸 21.0μmol/L↑。糖化血红蛋白：9.20%↑。尿 RT：*葡萄糖+↑。2022 年 8 月 17 日的临检检验报告：血沉 20mm/h↑。糖耐量实验：血清 C 肽测定（空腹）：2.784ng/mL，血清 C 肽测定（30min）：3.007ng/mL，血清 C 肽测定（1h）：4.651ng/mL，血清 C 肽测定（2h）：5.440ng/mL，血清 C 肽测定（3h）：6.096ng/mL，血清胰岛素测定（空腹）：8.19μIU/mL，血清胰岛素测定（0.5h）：15.06μIU/mL，血清胰岛素测定（1h）：20.15μIU/mL，血清胰岛素测定（2h）：15.19μIU/mL，血清胰岛素测定（3h）：16.40μIU/mL。

中医诊断：眩晕，肝阳上亢证。

西医诊断：脑动脉供血不足，高血压病 3 级（高危），2 型糖尿病伴血糖控制不佳，2 型糖尿病性周围血管病变，高脂血症，高同型半胱氨酸血症，高尿酸血症。

治则：平肝潜阳，补益肾精。方用天麻钩藤饮合六味地黄丸加减。

处方：天麻 10g，钩藤 20g，川牛膝 15g，菊花 20g，川芎 20g，烫水蛭 5g，地黄 20g，山药 20g，山萸肉 20g，牡丹皮 10g，盐泽泻 10g，石菖蒲 20g，全蝎 5g，郁金 20g，黄连片 10g，蜜桑白皮 10g，桑叶 10g，陈皮 10g，醋北柴胡 10g，地龙 15g，葛根 20。

7 剂，日 1 剂，水煎服 150 mL，早晚各一次温服。

二诊（2022 年 8 月 23 日）

患者头晕、双下肢无力、双足麻木、双下肢外侧麻木减轻，急躁易怒、口干口苦、颈部及腰痛减轻，饮食尚可，睡眠尚可，二便正常。原方 7 剂。

三诊（2022 年 8 月 30 日）

口干口苦基本消失，其余诸症缓解，继续上方 7 剂。

按：患者素体阳盛，肝阳上亢，忧郁恼怒、气郁化火，使肝阴暗耗，风阳升动，上扰清空，发为头晕、头痛；肝火扰动心神则少寐；肝火犯胃则口干口苦，方用天麻钩藤饮合六味地黄丸加减，天麻、钩藤、菊花平肝潜阳；地黄、山药、山萸肉、牡丹皮、盐泽泻补肾阴降相火，水蛭、全蝎、地龙活血化瘀；川芎、郁金、陈皮行气解郁；石菖蒲开窍醒脑；黄连、桑白皮、桑叶清热泻火，二诊时患者自述诸症皆有缓解，证明方药对路，与患者原方续服 7 剂，三诊患者口干口苦消失，为保证疗效，继续原方 7 剂巩固。

第三节　颈心综合征

随着中国经济科技的快速发展，中国人民工作压力逐渐增大，加之手机、电脑等电子产品的普及、人民生活习惯的改变、运动量的减少，在当今社会颈椎病及颈心综合征（CHS）在临床多见，发病率逐年增长并呈低龄化趋势，已不再是中老年人特有的疾病。

颈椎病，又称颈椎综合症，是骨伤科学中常见疾病之一。它是由于颈椎及椎旁软组织、韧带损伤、椎间盘骨质增生、骨赘形成、颈椎椎间盘膨出、突出等颈椎失稳退行性改变，刺激或压迫颈神经根、颈部脊髓、椎动脉或交感神经而引起的综合症候群。轻者出现头、颈项、肩臂部麻木疼痛，重者可导致肢体的酸软无力，甚至出现大小便失禁、瘫痪。当病变累及椎动脉及交感神经时则可出现头晕、心慌、胸痛等相应的临床表现。它主要有六种类型，即颈型、脊髓型、神经根型、椎动脉型、交感神经型和混合型颈椎病。颈心综合征是其中一种，隶属于交感神经型颈椎病，又称颈源性心脏病、颈胸椎源性类冠心病综合征，命名以西医临床特点为主，目前尚无统一命名，有学者也称为颈性类冠心病、颈性心绞痛、颈性胸痛、脊源性心绞痛、脊源性心律失常、脊源性类冠心病综合征等。本病是由于颈椎或胸椎椎旁软组织损伤、骨质增生、骨赘形成、间盘突出或所致的颈部无菌性炎症，压迫、刺激神经根、血管或交感神经链进而引起的心脏不适症状及心电图变化等的一组症候群。主要表现为心前区疼痛、胸闷、心悸、颈项部肩胛区疼痛、发作性眩晕、少寐多梦、眼睛干涩、焦虑、肩臂部麻木疼痛等症状。由于颈心综合征的临床表现与冠心病心绞痛、心律失常等心血管疾病的表现非常类似，常以心脏症状首诊于心内科，在临床上常常会出现误诊漏诊，使患者不能得到及时有效的治疗，严重影响患者的正常工作、生活以及身心健康。

在脊椎骨中，颈椎因其体积小、稳定性差，活动度最大而最容易退变。据统计，2 岁时人类的椎间盘软骨终板即开始退变，10 岁后髓核开始退变，50 岁以上约 97% 的人群椎间盘组织有着不同程度的病理变化过程。颈椎构造中其最重要的部分是椎间盘，它由三部分构成：纤维环、髓核及软骨终板，它一方面可以像"弹性垫"一样缓冲其他外力对脊柱的震动，另一方面还可增加脊柱运动时的幅度。椎间盘是无血管组织，主要依赖终板与纤维环提供的营养，当纤维环的胶原纤维发生变性、排列不规则，纤维环则出现裂纹、裂隙，即可在外力作用下使髓核从裂隙处向后方突出，这种生物力学性能的改变与椎间盘退变有着密切关系，能影响椎体间的稳定性，也影响提供营养的相邻髓核软骨终板的渗透，增加营养障碍。因此随着椎间盘营养供应减少、代谢产物清除率降低且在细胞内不断积聚阻碍细胞代谢，加速退变的细胞因子生成，从而加速细胞死亡。同时，椎体和终板就会反应性出现骨组织修复，形成凸向椎管内的骨赘，此骨赘也可位于椎体前方。随着椎间盘组织与椎体的退变，连接颈椎的前纵韧带、后纵韧带、项韧带、黄韧带，也会发生松弛、颈椎失稳，逐渐增生、肥大，椎管和椎间盘的容积逐渐减少，当退变进展到一定程度时，严重者扩散到周围的神经根、脊髓、椎动脉、交感神经等而产生一系列临床症状。颈心综合征指颈交感神经节发出的节后神经纤维下行至主动脉弓周围的心丛，然后由心丛分出纤维至心脏，来调节心脏的活动和冠脉的舒张。

颈心综合征属于西医学病名，中医学虽未记载颈心综合征，颈心综合征以胸闷、气短、汗出、胸痛、心悸、头痛、头晕为主要特点，根据其临床表现特点，可将其归于"心悸""胸痹""眩晕"的范畴。"心悸"一词在《黄帝内经》中并没有明确记载，但却有相关描述："心中憺憺""心下鼓""心掣""惊骇""心如悬"等。心悸最早出现在汉代《伤寒论》及《金匮要略》中，张仲景记载为"心下悸""心动悸""惊悸"等，且多被后人沿用。"胸痹"第一次出现在《黄帝内经》中，其中《灵枢·本藏》："肺大则多饮，善病胸痹。"关于胸痹较全面的论述是在张仲景《金匮要略·胸痹心痛短气病脉证治第九》，并把"胸痹"一词用在章节题目中。"眩晕"最早见于孙思邈的《备急千金要方》，在此之前《黄帝内经》中有"冒眩""眩""目眩以转"等多种记载。颈心综合征还表现有颈项疼痛、上肢麻木疼痛，与"项痹""痹证"相契合。《素问·痹论》："风寒湿三气杂至，合而为痹"，风寒、寒湿聚于颈项部，经络瘀阻发为本病。综上所述，中医学中虽没有颈心综合征病名的记载，但其相关记载详细，对其认识不可谓不全面。

关于颈心综合征病因病机的认识，中国医学做了详尽阐述，翻阅古代医学书籍，可将其概括为以下三个方面。

一、风寒湿邪侵袭

《素问·痹论》："风寒湿三气杂至，合而为痹也。""五脏皆有合，病久而不去者，内舍于其合也。"太阳经主表，固护于外，为"诸经之藩篱"。风寒湿邪入中脊柱，太阳经首当其冲，先受之于皮肉筋骨，后传至骨与关节，最后到达各个经络脏腑，形成"五脏痹"。祖国医学并无"颈心综合征"的病名，但根据本病的发病原因与临床特点，本病属"心痹"的范畴。风寒湿外邪侵袭，导致"脉道不通，气不往来"等不通则痛的颈肩疼痛的表现。而痹症日久，则累及于五脏，表现在心脏则"脉不通""心下鼓"，即心脉气血不行，心肌失于濡润，出现胸部憋闷、疼痛、心悸等症状。

二、正气亏虚，气血不足

《黄帝内经》曾提到"内外合邪"的发病机理，正如其所说："邪之所凑，其气必虚。""正气存内，邪不可干。"《类经·疾病类》："然必内有所伤，然后外邪得以入之。"颈心综合征的发病正是由于人体正气不足，使虚邪贼风趁虚而入，而正气不足主要表现在气血亏虚方面。《素问·玉机真脏论》："脾为孤脏，中央土以灌四傍。""脾主为胃行其津液者也。"《素问·痿论》："阳明者，五脏六腑之海，主濡宗筋。"脾为后天之本，运化水谷，化生气血，输布至经络、脏腑、四肢百骸，此外脾主统血，全身血液依赖于脾气统摄，如若脾胃功能失司，气血无以化生则导致气血不足，同样，脾脏功能出现问题，脾不统血，机体出血导致气血亏虚。心主血脉，心气推动、调控血液运行，滋养全身脏腑，《血证论》："火者，心之所主，化生为血液以濡养全身。"《素问·灵兰秘典论》："心者，君主之官也，神明出焉。"心藏神，脑为元神之府，心血充足，上濡养脑窍，主宰机体的精神意识，如果心之生理机能失调，则会出现气血亏虚。肝藏血，主筋，筋是连接骨节主司肢体活动的重要组织，肝血亏虚，则筋脉失养。肾藏精，为先天之本，而人体起居无常，年过半百而衰，肾精渐趋虚衰，导致人体气血亏虚。综上所述，心、脾、肝、肾的功能失司均可导致气血亏虚，不荣则痛，人体正气不足，加之外邪侵袭，致使出现颈项疼痛、胸痛、头痛、心悸等一系列症状。

三、跌扑损伤"骨错缝，筋出槽"

《素问·痿论》："宗筋主束骨而利关节。"筋附于骨，小筋附骨外，大筋络关节，协同主司肌肉关节的运动。经络内属脏腑，外络肢节，运行精微物质以充肌肉、养脏腑、泽皮毛、濡百骸。《医宗金鉴·正骨心法》："跌扑闪失，致骨缝开错。"慢性劳损或跌打损伤易导致骨错缝，筋出槽等经络受损、筋脉失养的表现。《伤科汇纂》："大抵脊筋离出位，置于骨缝开弸。"意即经络损伤后，骨若被筋牵拉成绞索状而不能复位而发生错缝，筋若离开了正常的解剖位置而致筋出槽，正为邪阻，不能宣行，导致气血瘀阻。当椎骨受到外力冲击时易出现小关节错位和软组织损伤，机体内外失衡，正如《正体类要》所言："肢体损于外，则气血伤于内，营卫有所不惯，脏腑由之不和"，颈椎是头和身体的重要连接部分，人体的血管和神经由此经过，当颈椎受到外力影响发生错位时，就会压迫到局部的神经和血管，甚至影响与之相关的脏腑。颈心综合征则是交感神经受压迫，引起冠状动脉痉挛，引发胸痛、胸闷。此外《医宗金鉴·正骨心法》记载的"或跌扑闪失，致骨缝开错，气血瘀滞，为肿为痛"也证实了这一说法，跌打损伤致使骨错缝、筋出槽，经络受损，气血不畅，不通则痛，则出现颈部疼痛，头痛，上肢的麻痛等。

颈心综合征的临床表现多以心脏疾患以及颈项部疾病为主，中医学在辨证论治的基础上，根据其临床表现和体征等归结为心悸、胸痹、项痹等，从而选择性地采用针灸、推拿、中药等中医治疗方法，通过疏通经络、理筋整复、调理气血等治疗此病。

案例1

曹某，女，65岁。

初诊（2022年9月19日）

主诉：头晕心慌半年。

现病史：患者平素低头工作，退休后低头玩手机、做饭，户外运动少。半年前开始出现头晕、颈部僵硬疼痛，伴有心慌、胸闷气短乏力症状，多梦，二便正常，舌质淡红，苔薄白，脉沉细。

既往史：颈椎病多年。

辅助检查：心电图：正常范围内心电图；心脏彩超：二三尖瓣少量反流，左室舒张功能减低；颈椎CT：颈椎生理曲度变直，颈椎4-5 6-7椎间盘突出。

处置：葛根30g，桂枝10g，甘草10g，白芍15g，地龙15g，络石藤15g，蜈蚣2条，鸡血藤20g，黄芪30g，当归10g，桔梗10g，升麻10g，熟地15g，茯神10g，远志酸枣仁10g，川芎10g，五味子9g。7剂，水煎服，日1剂，早晚各一次温服。

二诊（2022年9月28日）

患者自诉心慌头晕症状有好转，但低头时间长患者仍有头晕症状，继续口服上述汤剂15剂，建议患者结合针灸治疗。予针刺治疗，选用0.3mm×40mm一次性使用无菌针灸针（华佗牌悦臻平柄针），穴位：颈夹脊、风池、内关、心俞、百会、四神聪。具体操作如下：患者坐位，用拇食指腹循摄按压，以其阳性反应点（常为酸痛麻胀）为相应颈椎夹脊穴作为进针点，针尖以45度或75度向脊中线刺入。各穴均以酸、麻、胀得气为度。内关穴针感上传至前臂、胸前部，心俞以局部酸胀为主；有针感稍后即停止行针，留针40min，用平补平泻法。隔日1次。

三诊（2022年10月17日）

患者头晕心慌消失，嘱患者带1周颈托巩固治疗。

后随访患者无不适症状，嘱患者注意生活方式。

按：颈心综合征是退变的颈椎压迫或刺激交感神经及血管，引起颈痛、胸闷、胸痛和心悸等症状。随着现代生活节奏的加快、电子网络的日益发展，其发病率逐年上升，并呈年轻化的趋势。因其临床表现复杂，常易误诊。中医学虽未记载颈心综合征，据其临床症候当属"心悸""胸痹""真心痛"等范畴。《针灸甲乙经》："寒热心痛，循循然，与背相引而痛。"《素问·痿论》："宗筋主束骨而利关节"，经络损伤，气血运行不畅，脏腑失养，则导致颈肩疼痛、胸闷、心悸以及失眠等临床表现。本案中利用葛根汤+养心汤加减，共奏补益气血、活血通络之效。其中葛根汤中去麻黄、生姜、大枣，加用蜈蚣、地龙、络石藤、鸡血藤，组成治疗颈性眩晕的葛根定眩汤。方中葛根解肌散邪，生津通络；桂枝疏散风寒，温阳解表；白芍养血敛阴，平肝止痛；蜈蚣、地龙攻毒散结，通络止痛；络石藤祛风通络，凉血消肿；鸡血藤活血补血，舒筋活络；甘草缓急止痛，调和诸药。现代药理研究表明，葛根汤具有明显的抗炎、镇痛作用，可有效消除神经根炎性水肿，缓解肌肉痉挛，增强肌肉张力，改善小关节功能，对颈椎病、肩关节周围炎等具有很好的疗效；葛根具有扩张血管，改善外周微循环，解痉镇痛的作用，同时还可以调节炎症细胞因子及信号通路，发挥抗炎作用；桂枝主要成分桂皮醛具有明显的解痉镇痛作用，可有效缓解骨骼肌的痉挛，促进局部血液循环，消除无菌性炎症；白芍总苷可影响角质细胞炎症介质分泌，对骨结构损伤及退变中炎性反应有良好的抑制作用。桔梗开宣肺气，助气行血；升麻升轻举阳，助气血上达头部；黄芪、当归、熟地黄补气养血，远志、枣仁、茯神养心安神；上述诸药共奏补益气血、活血通络之效。

案例 2

陈某，女，56 岁。

初诊（2023 年 6 月 13 日）

主诉：阵发性胸闷气短 4 年，加重 1 个月。

现病史：患者 4 年无明显诱因出现胸闷气短，呈阵发性，伴胸痛，后背痛，期间前往中医大一院及哈医大一院诊治，病情好转后出院。4 年来患者上述症状反复发作，时轻时重，平素口服丹参滴丸维持。1 月前患者胸闷气短症状较前加重，伴胸痛，乏力，头晕，今为求进一步中西医结合治疗遂来我院，门诊以"胸痹心痛"收入我病区。现患者症见胸闷气短，偶有胸痛，后背痛，头晕，颈部疼痛，腿部抽动，多汗，胃胀，饮食正常，入睡困难，多梦易醒，大便正常，小便频，夜尿 5~6 次。中医诊查情况：神志清楚，精神尚可，声音正常，无发热，无咳嗽，无流涕，舌质暗，舌苔薄白，脉沉无力。

既往史：颈椎病病史 3 年；右乳腺结节切除史 30 年，痔疮激光手术史 20 年，否认外伤史，否认传染病史。青霉素药物过敏史查体：T 36.5℃，P 89 次/分，R 18 次/分，BP 127/79 mmHg，神志清晰，语言流畅，面色正常，形体适中，步态正常，发育正常，查体合作。全身浅表淋巴结无肿大，平卧位颈静脉无怒张，气管居中，胸廓对称，双肺呼吸音清音，未闻及干湿性啰音。HR：89 次/分，心律齐，心音正常，各瓣膜听诊区未闻及病理性杂音。腹软，肝脾未及，腹部无压痛、无反跳痛，双下肢无水肿。颈椎各方向活动受限，颈部肌肉紧张感明显，颈椎旁压痛（＋），叩击痛（＋），压颈试验（＋），臂丛神经牵拉试验（－），低头旋颈试验（－）

辅助检查：心电图示（2022 年 5 月 6 日，本院门诊自备）：窦性心律，ST-T 改变。心脏彩超、颈部血管超声检查报告（2022 年 5 月 6 日，本院门诊自备）：检查结果主动脉瓣反流（少量），三尖瓣反流（少量），左室舒张功能减低结合临床。检查结果双侧颈动脉未见明显异常。

中医诊断：胸痹心痛（气虚血瘀证）。

西医诊断：颈—心综合征，椎动脉型颈椎病。

治则：益气养心，活血化瘀。

处方：茯苓 15g，麸炒白术 15g，醋北柴胡 15g，黄芪 30g，党参片 20g，丹参 15g，天麻 10g，钩藤 15g，龙骨 20g，牡蛎 20g，蜜远志 20g，炒酸枣仁 10g，川芎 15g，陈皮 10g，厚朴 10g，炒鸡内金 20g，川牛膝 10g，桑螵蛸 10g，盐益智仁 20g。

7 剂，日 1 剂，水煎 300 mL，早晚各一次分服。

针灸治疗：疏通经络：微针针刺（项针）、针刺运动疗法、头穴丛刺长留针取穴四神聪、头维、百会、安眠、颈夹脊等穴位日一次以疏通经络，配合红外线治疗 2 个部位日一次以增强疗效。

二诊（2023 年 6 月 19 日）

患者胸闷气短好转，偶有胸痛，后背痛减轻，头晕缓解，头痛，颈部疼痛减轻，腿部抽动，多汗、胃胀减轻，饮食正常，入睡困难、多梦易醒改善，大便正常，小便频改善，夜尿 3~4 次。

查体：T 36.5℃，P 76 次/分，R 18 次/分，BP122/75 mmHg，神志清晰，语言流畅，面色正常，形体适中，步态正常，发育正常，查体合作。全身浅表淋巴结无肿大，平卧位颈静脉无怒张，气管居中，胸廓对称，双肺呼吸音清音，未闻及干湿性啰音。HR：76 次/分，心律齐，心音正常，各瓣膜听诊区未闻及病理性杂音。腹软，肝脾未及，腹部无压痛、无反跳痛，双下肢无水肿。颈椎各方向活动受限，颈部肌肉紧张感明显，颈椎旁压痛（＋），叩击痛（＋），压颈试验（＋），臂丛神经牵拉试验（－），低头旋颈试验（－）。

处方：根据患者病情变化调整中药方剂，具体方药如下：

茯苓 15g，麸炒白术 15g，醋北柴胡 15g，黄芪 30g，党参片 20g，丹参 20g，天麻 10g，钩藤 20g，龙骨 20g，牡蛎 20g，蜜远志 20g，炒酸枣仁 10g，川芎 15g，陈皮 15g，厚朴 10g，炒鸡内金 20g，川牛膝 10g，桑螵蛸 10g，盐益智仁 20g，石菖蒲 15g，葛根 20g，蔓荆子 15g。

8 剂，日 1 剂，水煎 300mL，早晚各一次温服。

按：该患者 56 岁，其胸闷气短、无明显胸痛，伴有后背痛，和典型的心绞痛不甚相符，并且颈部血管彩超未见异常，行相关检查示及年龄排除冠心病，目前患者颈部肌肉紧张，颈椎活动受限，颈椎棘突旁压痛及叩击痛阳性，故诊断为颈心综合征，颈椎生理曲度改变，影响颈部供血及交感神经兴奋度，引起心脏神经症状。中医的胸痹范畴较广泛，囊括了以胸部疼痛不适，甚则胸痛彻背、短气为主症的所有疾病。故该患者的胸闷气短症状可参照胸痹治疗。对该患者四诊合参中医辨证为气虚血瘀之象，气血的运行与脾的运化、肝气升发有关，故方中用茯苓、白术、黄芪、党参、鸡内金健脾养胃益气生血；醋北柴胡、天麻、钩藤平肝养肝理气；丹参、川芎、陈皮行气活血，补而不滞；患者气血运行不利，心神失养则少寐多梦易醒，予远志、枣仁养心安神；气虚膀胱气化失司尿频，予益智仁、桑螵蛸补肾缩尿；二诊患者症状减轻，仍头晕、项痛，予引经药葛根、蔓荆子祛风通络止痉。

案例 3

崔某某，男，55 岁。

初诊（2023 年 6 月 6 日）

主诉：颈部疼痛 1 月，加重伴胸痛 3 日。

现病史：患者 3 月前劳累后出现颈部僵硬疼痛，未口服药物治疗，疼痛时轻时重，3 日前患者自觉颈部僵痛加重，下午 15 时左右患者突发心前区疼痛，呈压迫样，持续 4~5min，休息后缓解，今日为求中医特色治疗，遂来我院就诊，门诊医生查体后，以椎动脉型颈椎病收入院，目前患者颈部僵硬疼痛，头晕，时有心前区压迫样疼痛，晨起口干，偶有口苦，眼干眼涩，偶腹胀，腰酸腰痛，饮食尚可，大便时干时稀，日 1 次，夜尿频，睡眠不佳，易醒，舌淡暗，苔薄黄，脉沉弦。中医诊查情况：神志清楚，发育正常，体型适中，精神尚可，表情正常，面色少华，体位自主，步态正常，声音低微，气息平稳，口唇紫暗，无发热，无咳嗽，无流涕，无喉咙痛，嗅觉、味觉正常，无红疹及其他皮疹，无腹泻腹痛，无口鼻流血，舌体：居中，舌紫暗，苔薄黄少津，脉沉细。

既往史：平素健康状况：良好，无传染病史，无慢性病史。不详预防接种史。有手术史，阑尾炎术后；无外伤史。无输血史。无药物过敏史；无食物过敏史。

查体：体温：36.6℃，脉搏：70 次/分，呼吸：18 次/分，血压：125/75 mmHg。专科检查：发育正常，营养良好，意识清晰，自如体位，浅表淋巴结未触及，颅形正常，双侧瞳孔等大、等圆，对光反射存在，双肺呼吸音清音，未及干湿啰音，心前区无异常隆起和心前区搏动，心浊音界正常范围，心率：70 次/分，律齐，未闻及杂音。腹软，肝脾未触及，无压痛，无反跳痛，双下肢无浮肿，生理反射存在，病理反射存在，颈部僵硬，肌张力较高，颈椎棘突旁及局部肌肉压痛（＋），旋颈试验（＋），叩顶试验（＋），椎间孔挤压试验（＋），臂丛牵拉试验（＋），余（－）。

辅助检查：（2023 年 6 月 5 日，中医大二院南院门诊）临检检验报告：*白细胞 11.20 × 10⁹/L↑，嗜酸性粒细胞百分比 0.4%↓，嗜酸性粒细胞（EOS#）0.04 × 10⁹/L↓，红细胞平均体积（MCV）104.7fL↑，平均血红蛋白量（MCH）35.0Pg，↑，红细胞分布宽度 SD51.2fL↑。免疫检验报告：活化部分凝血活酶时间 22.20s↓，凝血酶原时间 9.30s↓，活动度 157.50%↑。生化检验报告：*丙氨酸氨基转移酶 57.80U/L↑，球蛋白 24.90g/L↓，前白蛋白 416.70mg/L↑，载脂蛋白 A1.82g/L↑。2023 年 6 月 5 日的彩超检查报告：检查结果三尖瓣反流（少量），左室舒张功能减低，结合临床。彩超检查报告：检查结果脂肪肝，胆囊壁不光滑，胆囊底囊壁局部增厚：一是胆囊腺肌症可能，二是其他病变待排，双侧颈动脉内膜欠光滑伴斑块形成，结合临床。2023 年 6 月 6 日的免疫检验报告：2023 年 6 月 6 日的肿瘤标志物检验报告：*糖类抗原 199 30.36 U/mL↑，*癌胚抗原

5.64 ng/mL↑。2023 年 6 月 6 日的彩超检查报告：检查结果双肾少量泥沙样结石、双肾实质增强；结合肾功左肾囊肿、前列腺回声不均匀伴钙化、提示：肝肾间低回声；考虑右肾上腺病变、甲状腺双侧叶囊实性结节（TI-RADS：3 级）、甲状腺右侧叶囊性结节（TI-RADS：2 级）结合临床。CT 检查报告：检查结果肺尖区肺大泡形成。考虑双肺间质性改变伴索条。双肺上叶及右肺下叶多发实性（部分钙化）微结节，建议随诊复查。双侧胸膜增厚。提示：右肾上腺区占位。2023 年 6 月 6 日的 MR 检查报告：检查结果多发腔隙性脑梗死。脑白质脱髓鞘改变。颈 5 椎体序列不稳。颈椎椎体退行性改变。颈椎间盘变性。颈 3-4-5-6-7 间盘突出。颈 5-6-7 间盘水平黄韧带增厚。腰椎椎体退行性改变。腰椎间盘轻度变性。腰 5-骶 1 间盘膨出。

中医诊断：项痹气滞血瘀证。

西医诊断：颈-心综合征，颈动脉硬化，间质性肺炎，腔隙性脑梗死。

治则：行气活血。

处方：茯苓 15g，麸炒白术 20g，黄芩片 10g，醋北柴胡 10g，菊花 20g，川芎 10g，丹参 15g，三七粉 5g，葛根 15g，蜜远志 20g，炒酸枣仁 15g，龙骨 20g，牡蛎 20g，陈皮 10g，枸杞子 20g，全蝎 5g。

7 剂，日 1 剂，水煎 300mL，早晚各一次温服。

二诊（2023 年 6 月 13 日）

症状减轻，继续口服中药汤剂 7 剂。

按：患者长期伏案工作，劳累后诱发颈椎病发作，加之长期工作压力繁重，情志不畅，肝气郁结，日久肝木克伐脾土，而致脾气亏虚，脾失运化水谷，食后腹胀，大便时干时稀；脾胃为水谷之海，气血生化之源，脾气已虚，化源不足，心脉失养，故而发为胸痹。张仲景云："见肝之病，知肝传脾，当先实脾"，因而治宜疏肝理气、健脾养心，方用归脾汤加减。方中去温燥的参，用茯苓、白术健脾益气；柴胡、川芎、丹参、陈皮疏肝理气；远志、枣仁、龙骨、牡蛎镇静养心安神；患者舌苔少津，已有肝郁化火之象，故方中用黄芩、菊花、葛根清热生津。诸药合用疏肝理气、养心安神、活血通络。

第四节　胃心综合征

胃心综合征是一种由食道、胃部疾病而引发的心血管系统功能紊乱的综合征。随着人们生活压力的不断增大，饮食也越来越不规律，患有胃部疾病的人也逐渐增多。很多患有胃病的患者常常会引起心血管系统的功能紊乱，这种疾病称为胃心综合征。

本病常见的原因有消化道溃疡、慢性胃炎、胃黏膜脱垂、胃癌等，食道的病变，如反流性食管炎、食管或幽门狭窄也可引起本病。其临床特征为患者在慢性胃病的基础上出现非劳力性胸痛、胸闷、心悸等心血管系统症状，发作时间可长可短，短者几秒钟，长者数小时不等，心电图检查常正常，少数出现 ST-T 改变、心律失常，易被诊为冠心病心绞痛。尤其中老年人，患者除出现嗳气、烧心、泛酸等症状，还可出现心脏病发作的症状，如心悸、胸闷痛、气短等症状，但服用心脏类药物效果不佳，反而应用解痉止酸药物可缓解。临床上本病的发作程度与胃肠道疾病的病情程度呈正相关，疼痛多表现在心前区和上腹部，性质多样，可出现烧心痛、胀痛、钝痛、闷痛等，但与典型心绞痛不同，本病在体力活动后不引起症状发作，但消化道症状明显时，胸痛等心脏症状及 ST-T 段变化也随之加重；反之，消化系统疾病好转后，其心脏症状及 ST-T 段变化也随之减轻或消失。由于本病是因胃病引起的，应积极治疗胃部原发疾病，预防主要是胃部疾病的预防，应注意戒烟戒酒，积极进行体育锻炼。

中医学常将本病归为"心悸""胸痹"等范畴，或直接命名为"胃心痛"。中医古籍对本病描述最早见于《灵枢·厥病》："厥心痛，腹胀胸满……胃心痛也。"形象描写了胃心综合征的临床表现，并首次提出了"胃心痛"的病名。

中医认为本病病变在胃，病机在肝、脾、胃。其病因主要包括：①寒邪凝滞，寒主收引，阻塞中焦气机，寒邪直中脾胃致痞满。此外脾胃阳气不足，运化无力，影响营卫之气，致阳气虚衰，温煦失职使血行瘀滞。②饮食不节，过食肥甘，伤及脾胃，饮食内停，升降失常，中焦气机阻滞，则生痞满。脾胃受损，水湿不化，聚湿生痰，浊气阻滞心阳。③思虑过度，忧思过度伤脾，脾失健运，津液停聚，内生痰湿，痰阻血滞，胸阳不振。心藏神，脾主思，思虑日久则耗伤心血。④正气耗伤，过度耗气损伤脾胃，中焦不运致升降无力，气血生化乏源，脾虚运化无力，心脉失于濡养。中医症见：胸脘痞闷、胀痛不舒，呕吐痰涎，嗳气，心悸气短，不思饮食，舌质瘀暗苔白腻，脉沉缓等。在临证治疗时，单纯从心论治常常效果不佳，故应采用"心胃同治"的理念辨证施治。袁老师在治疗本病时也常从心胃同治的角度出发，在临床上取得了良好的疗效。

案例 1

李某，女，57 岁。

初诊（2021 年 6 月 17 日）

主诉：胃区胀痛 3 日。

病史：胃区胀痛，后背部疼痛，左侧偏头痛，呈针刺痛，口苦，睡眠尚可，大便干，舌质淡红，苔白微腻，脉弦。

辅助检查：心脏超声：二尖瓣反流少量，三尖瓣反流少量，左室舒张功能减低；颈部血管超声：双侧颈动脉内膜欠光滑，右侧颈动脉斑块形成；心电图：窦性心律，st 段下移；胃镜示：慢性萎缩性胃炎。C14 阳性。

中医诊断：胃心痛（胃脘气滞，肝胃不和）。

西医诊断：胃心综合征。

治则：疏肝健脾，消食和胃。

处方：柴胡疏肝散合保和丸加减。

陈皮 10g，醋柴胡 10g，茯苓 20g，白术 20g，黄芩 10g，鸡内金 20g，神曲 20g，山楂 20g，槟榔 10g，莱菔子 10g，丹参 20g，三七 5g，草决明 20g，瓦楞子 10g，浙贝 10g，延胡索 15g，龙骨 20g，牡蛎 20。

14 剂，日 1 剂，水煎 300mL，分早晚各一次，空腹温服。

二诊（2021 年 7 月 15 日）

患者胃痛，呃逆，口苦，便干，梦多，虚汗，尿中有泡沫，流涎。舌质淡红，苔薄白，脉弦。

上方改槟榔 15g，莱菔子 15g，加黄柏 10g，黄连 5g，儿茶 10g，再服 7 剂。

三诊（2021 年 7 月 22 日）

患者复查 C14 阴性。胃痛明显缓解，大便干改善，余症状均明显改善。舌淡红，苔薄白，脉弦。原方再服 14 剂。

按：心属火，脾胃属土，心为五脏六腑之大主，脾之志为思，但与心主神明有关，故曰："思发于脾而成于心。"情绪不畅易影响心，思虑过度劳其神，伤其脾胃。《素问·痹论》"饮食自倍，肠胃乃伤。"食积之证，多因饮食不节，暴饮暴食所致。若饮食不节或过食肥甘厚味，导致脾胃运化不及，则饮食停滞而为食积。食积内停，气机阻滞，故脘腹痞满胀痛；食积中阻，脾胃升降失职，浊阴不降则嗳腐吞酸，呃逆，厌食呕吐。治宜疏肝健脾，消食和胃。方以神曲消食健脾，善消酒积；方中用山楂，消食开郁，尤善消肉食油腻之积；莱菔子下气消食，善消谷面之积。三药配伍，可消一切饮食之积滞。食阻气机，胃失和降，以陈皮、醋柴胡疏肝理气，行气化滞，茯苓淡渗利湿，白术健脾和胃。延胡索、丹参、三七以活血化瘀止痛。食积易于化热，遂加入黄芩以清热，以治食积所化之热。诸药相合，消食之中加以理气和胃与清热之品，使食积得消，胃气得和，热清湿去，诸症自愈，从而恢复正常的中焦运化功能，使脾运健旺，胃复和降，才能使心脉气血流畅。

案例 2

张某，女，50 岁。

初诊：2022 年 10 月 7 日

主诉：胸闷气短伴胃部隐痛 7 日。

病史：胸闷气短，多说话气短，偶有心悸，黄白痰，胃区隐痛，面色㿠白，口苦，手足不温，寐不实难入寐，大便正常。舌质淡红，苔薄白微腻，脉沉缓无力。

辅助检查：消化系超声：慢性胆囊炎。心脏及颈部血管超声：颈动脉硬化，主动脉瓣、二尖瓣少量返流，左室舒张功能减低。肺 CT：左肺小结节 4mm，胸膜增厚。胃镜示：萎缩性胃炎伴糜烂性胃炎，胃息肉。

中医诊断：胃心痛（脾胃虚弱）。

西医诊断：胃心综合征。

治则：益气健脾，燥湿和胃。

处方：六君子汤加减。

茯苓 20g，炒白术 20g，人参 10g，陈皮 10g，黄芩 10g，醋北柴胡 10g，远志 20g，枣仁 15g，龙骨 20g，牡蛎 20g，海藻 20g，昆布 20g，紫菀 20g，冬花 20g，合欢皮 20g，双花 20g，连翘 20g，桔梗 20g，苍术 10g，桑白皮 10g，桑叶 10g，丹参 15。

7 剂，日 1 剂，水煎 300mL，分早晚各一次，空腹温服。

二诊（2022 年 10 月 13 日）

患者夜半胃部隐痛，胸闷气短减轻，黄白痰，舌质红，苔薄黄，脉沉细。

上方加浙贝 10g，儿茶 10g，海螵蛸 10g，内金 20g，再服药 14 剂。

三诊（2022 年 10 月 28 日）

患者胃部隐痛基本消失，痰量明显减少，余症状均好转。舌淡红，苔薄白，脉沉。

上方继续服药 11 剂。

按：心与胃生理上密切相关，心为阳脏，胃为阳腑。《血证论》中说："心为火脏，独照万物"。心居上焦属火，为阳中之阳。胃虽居中焦，但胃为阳明燥土，常需心阳来温煦。胃的生理功能为受纳腐熟水谷，胃阳不足，则腐熟水谷功能减弱。胃为水谷气血之海，而心主全身之血脉。《素问·经脉别论》云："食气入胃，浊气归心，淫精于脉"。胃通过受纳腐熟，将水谷下传于小肠，再通过脾的运化、升清作用将食物中浓厚部分输于心，以助阳化气、化血以充血脉。脾胃为后天之本，气血生化之源，气血充足有赖于脾胃的供养。脉以胃气为本，胃为水谷之海，故脾胃直接影响心脉。若饮食无规律，久则脾胃失运，脾阳受损，兼之年近半百，脾肾之阳渐虚。脾主运化水谷，脾失健运，气血生化不足，则气短乏力，舌质淡，苔薄白，脉沉缓无力；脾阳虚弱，寒从内生，故见胃脘部隐痛；脾阳虚，鼓动无力，故见畏寒、手足不温。胃属土，心属火，火与土是母子关系，临床常见母病及子、子病及母。若饮冷无度、饮食不洁等伤及脾胃，子盗母气，日久导致心阳不振，则见心悸、睡眠欠佳；饮食不节，脾胃失健，脾为生痰之源，病久则痰阻血瘀，痹阻心脉，则见痰多。故方以六君子汤加减补益中焦脾胃，益气健脾，燥湿化痰，以醋柴胡疏肝理气健脾，苍术燥湿健脾，加以紫菀、冬花润肺化痰，黄芩、桑白皮清肺化痰，远志、枣仁、龙骨、牡蛎以交通心肾、重镇安神，海藻、昆布以软坚散结，辅以丹参活血通络止痛。二诊患者夜半胃部隐痛，仍有黄白痰，故加以浙贝、儿茶以清热化痰，与黄芩、桑白皮共同清肺化痰，海螵蛸、鸡内金以制酸止痛、健脾消食养胃。诸药相合，胃气得和，诸症自愈。

案例 3

张某，女，53 岁。

初诊（2021 年 8 月 5 日）

主诉：阵发性胸痛伴胃区胀痛 2 年，加重 10 天。

病史：阵发性胸痛，后背痛，偶有心悸，头晕头痛，胃胀痛，颈痛，小腿酸痛，饮食正常，入睡困难，大便正常，小便正常。舌质暗，苔薄白微腻，脉沉弦。

辅助检查：心电图示：窦性心律，大致正常心电图；心脏超声：冠脉介入术后，二尖瓣轻度反流，左心功能正常；生化：脂蛋白 a182.3nmol/L。

中医诊断：胃心痛（胃脘气滞，瘀血停滞）。

西医诊断：胃心综合征。

治则：疏肝理气，活血化瘀。

处方：柴胡疏肝散加减。

葛根 15g，丹参 15g，川芎 15g，蔓荆子 20g，醋北柴胡 10g，黄芩片 10g，炒鸡内金 20g，陈皮 10g，炒神曲 20g，炒麦芽 20g，焦山楂 20g，槟榔 10g，炒莱菔子 10g，茯苓 15g，麸炒白术 20g。

7 剂，日 1 剂，水煎 300mL，早晚各一次分服。

二诊（2021 年 8 月 12 日）

患者偶有胸痛，后背痛明显好转，无心悸，头痛减轻，胃胀痛好转，颈痛明显减轻，小腿酸痛好转，饮食正常，入睡困难明显改善，二便尚可。

上方加蜜远志 20g，炒酸枣仁 20g，合欢皮 20g，珍珠母 20g，首乌藤 20g，再服 9 剂。

按：心居上焦属火，胃居中焦属土，常需心阳来温煦。胃为水谷气血之海，而心主全身之血脉。中医认为本病病变在胃，病机在肝、脾、胃。其病因主要包括寒邪凝滞，寒邪直中脾胃。饮食不节，伤及脾胃，饮食内停，升降失常，中焦气机阻滞。脾胃受损，水湿不化，聚湿生痰，阻滞心阳。另外，脾胃阳气不足，运化无力，致阳气虚衰，温煦失职使血行瘀滞。正气耗伤，损伤脾胃，升降无力，气血生化乏源，心脉失于濡养。在临床治疗中，常常采用"心胃同治"的理念辨证施治。《素问·痹论篇》篇说："饮食自倍，肠胃乃伤。"可见，饮食不规则，饥饱无度是导致胃痛的主要原因之一。本病发病的基本病机是脾胃纳运，升降失常，气血不畅，即所谓的"不通则痛""不荣则痛"。治疗上多采用通法，使纳运如常，气血调和，则胃痛自止。但治疗时需辨虚实寒热，分证论治。如寒凝者散寒止痛，气滞者疏肝理气，阳虚者温阳益气，血瘀者活血化瘀。叶天士所谓"通字须究气血阴阳"，其说的正是此意。本方中以神曲消食健脾，善消酒积；方中用山楂，消食和胃，善消肉食油腻之积；莱菔子下气消食，善消谷面之积。三药配伍，可消一切饮食之积滞。食阻气机，胃失和降，用陈皮、醋柴胡疏肝理气，行气化滞，茯苓以淡渗利湿，炒白术以健脾和胃。加川芎、丹参以活血化瘀止痛。葛根、蔓荆子以止头痛；另外，食积易于化热，方中加黄芩以清热。诸药相合，以达理气和胃，活血化瘀之功效。

案例4

姚某，女64，岁。

初诊（2023年5月5日）

主诉：胸闷伴胃胀3年，加重1个月。

病史：阵发性胸闷不适，心悸，头晕头痛，胃痛，胃脘痞胀，胃区烧灼感，偶有反酸，口干口苦，饮食正常，睡眠尚可，大便不成形日1次，小便正常。舌质淡红，舌苔白微腻，脉沉弦。

辅助检查：心电图示：窦性心律，正常心电图；头MR检查报告：多发腔隙性脑梗死；生化检验报告：胆固醇5.89mmol/L；14C呼气试验87+；胃镜：慢性萎缩性胃炎伴隆起糜烂。

中医诊断：胃心痛（气滞湿阻）。

西医诊断：胃心综合征，腔隙性脑梗死，高脂血症。

治则：疏肝理气，健脾化湿。

处方：葛根20g，川芎20g，蔓荆子20g，陈皮10g，黄芩片10g，醋北柴胡

10g，鸡内金 20g，茯苓 20g，瓦楞子 10g，海螵蛸 10g，炒白术 20g，薏苡仁 20g，人参片 10g。

7 剂，日 1 剂，水煎服 300mL，早晚各一次分服。

二诊（2023 年 5 月 12 日）

患者阵发性胸闷明显减轻，心悸好转，头晕头痛减轻，胃痛好转，无胃区烧灼感，口干口苦减轻，睡眠尚可，大便不成形，日 1 次。上方再服 7 剂。

按：心属火，脾胃属土，情绪不畅易影响心，思虑过度劳其神，伤其脾胃。本病病机主要因饮食不节，伤及脾胃，饮食内停，升降失常，中焦气机阻滞。若脾胃受损，水湿不化，聚湿生痰，阻滞心阳。临床有许多胃心综合征的患者自觉前胸连剑突下均有闷胀之感，定位不甚明确。古文献中"心""心下"的部位区分也不是很明确，患者胸脘不适，但食入后症状加重，伴有大便不畅等消化道伴随症状，考虑其病位当在脾胃。脾喜燥而恶湿，脾失健运，湿气聚于体内，不能输布，肝气不能调达而产生气滞诸症。故方中以疏肝理气，健脾化湿为主，其中柴胡、陈皮为疏肝理气，行气化滞要药；辅以鸡内金消食导滞；另加薏苡仁化痰湿，茯苓以淡渗利湿，炒白术以健脾和胃；瓦楞子、海螵蛸以制酸止痛；葛根、蔓荆子以止头痛；另加黄芩以清热。二诊患者诸症均好转，继续服上方 7 剂。诸药合用，使中焦气机得畅，脾之运化复健，达到疏肝理气，健脾化湿之功效。

第五节　心肾综合征

心肾综合征是指由于心肾两脏的功能在病理与生理上的紊乱，互为因果形成恶性循环，最终加重了心脏和肾脏功能的共同损害与衰竭。这种情况所导致的一系列综合征被称为心肾综合征。

此病在中医学也叫"水肿""喘证""癃闭""痰饮"等。首先从心肾两脏的属性论述，心脏属火属阳，肾脏属水属阴，在心肾阴阳相交中会形成水火相济的状态，然而如果心肾相克则会导致严重的后果。这也就说明了，此病主要是因为心肾之间难以保持相对的平衡关系，因此，会产生比较严重的失调现象。其次，在临床中患者会出现阳虚饮停的状态，这也是阳虚饮停导致的。

案例

刘某，女，67 岁。

主诉：阵发性喘息、气促 1 月，加重 1 小时。

初诊（2013 年 7 月 31 日）

病史：阵发性喘息、气促 1 月，加重 1 小时。咳嗽，咳痰，饮水呛咳，眼睑四肢浮肿，左侧肢体活动不利，睡眠差，尿量尚可，大便不畅，舌淡紫，苔白，脉沉。

既往史：心功不全 1 月，肾功不全 4 年，高血压 4 年，糖尿病 4 年，高脂血症 4 年，脑梗塞 5 个月，贫血 1 个月。

辅助检查：彩超：主动脉瓣钙化，左室舒张功能减低，室间隔及左室后壁增厚，心包积液。

中医诊断：喘证（心肾阳虚）。

西医诊断：冠心病心律失常偶发室早，心功不全心功 3 级，糖尿病肾病肾功不全，高血压病 3 级（极高危险），低蛋白血症，贫血。

治则：治以益气养阴，温阳利水而显效。（病人素体肾阳不足，肾虚则气失摄纳而发为喘证，肾主温煦五脏之阳，肾阳不足，则致心阳不振，心血瘀滞，故见心悸气短，舌脉均为本病之证）

处方：方用生脉饮合五苓散合四逆汤加减。

人参 20g，麦冬 10g，五味子 5g，茯苓 15g，泽泻 10g，白术 10g，桂枝 10g，干姜 10g，附子 10g，厚朴 10g，赤芍 15g，甘草 10g。

服用方法：7 剂，水煎服，日 1 剂。

二诊（2013 年 8 月 7 日）

病史：患者胸闷气喘好转，纳食改善，无心悸汗出，腿肿好转。脉稍转有力。

处方：原方继进 7 剂。

三诊（2013 年 8 月 14 日）

病史：活动量大后，可见胸闷气喘症状，余症皆好转。舌暗及苔好转，脉较有力。

处方：原方去干姜，改附子为 5g，余药不变。14 剂，水煎服，日 1 剂。1 个月后随访，患者症状良好，可适当活动。

按：心阳虚推动无力故可见胸闷气喘，心悸；肾阳虚不能行水故见腿肿；阳虚固摄无力故见汗出；纳差，苔白为脾阳虚衰。面暗、唇绀及舌暗、苔白、脉沉为心肾阳虚之征象。故治疗以益气养阴，温阳利水为主。方中人参、麦冬、五味子益心气养心阴；桂枝、干姜、附子温振心肾阳气；茯苓、泽泻利水；白术健脾；患者气喘，加厚朴以平喘；患者舌暗，加赤芍以行瘀；甘草调和诸药。全方共奏益气养阴，温阳利水之功效。二诊患者症状好转，故继续服用。三诊时患者诸症好转，因患者舌暗及苔好转，脉较有力，故去干姜，减少附子用量，服用 14 剂以巩固疗效。

本病病位在心肾，心肾功能失调会引起血瘀和水湿泛滥，在临床中主要表现为喘息气促、腹水、水肿、肝大、端坐呼吸等，治疗主要以改善心肾功能为根本。严俊芳、范维曾在临床运用五苓散加减化裁治疗心肾综合征后，患者浮肿、心下痞、心悸、短气、小便短少等诸症皆消。商洲彪在临床治疗中对常规西药的治疗与常规西药治疗联合真武汤合五苓散加减方治疗的疗效进行对比，发现真武汤合五苓散加减方联合常规西药治疗可明显缓解心肾阳虚型 Ⅱ 型心肾综合征临床患者的不适症状和心脏、肾脏的相关指标。因此，这也说明了经方在治疗心神综合征过程中以温阳、补气、益阴、健脾基础上予以利尿、蠲饮、化痰及活血化瘀等治标之措施，通过利尿的作用增强可使心肾功能的状态得到改善。

参考文献

[1]陈姝妍，赵太宏，徐兢.双心医学如何发展——从理论研究到智能诊疗[J].中国全科医学，2024，27(19):2388-2394.

[2]徐宁阳，周春桐，马原，等.中医辨证治疗双心疾病的新探索[J].中华中医药杂志，2023，38(03):948-952.

[3]王苏童，纪天舒，王馨慧，等.基于"形气神一体同调"论治双心疾病[J].中华中医药杂志，2022，37(04):2049-2052.

[4]陈红梅.19世纪《医林改错》脏腑知识的生产、流播与接受[J].中医药文化，2024，19(02):152-160.

[5]徐煌钰，陈莉，李彤，等.《医宗金鉴》治疗心悸用药规律[J].世界中西医结合杂志，2024，19(01):22-27+35.

[6]王清任.医林改错[M].北京:人民卫生出版社，2015:1-5.

[7]许叔微.普济本事方[M].北京:中国中医药出版社，2018:1-5.

[8]张仲景.伤寒论[M].北京:人民卫生出版社，2005:48-49.

[9]黄煌.黄煌经方使用手册[M].北京:中国中医药出版社，2010:8.

[10]黄煌.药证与经方[M].北京:人民卫生出版社，2008:181-194.